U0215729

医学机能学实验指导手册

主　编　郭　磊

顾　问　彭小忠　张德昌　叶菜英　曹济民　郭恒怡

编　者　（按姓氏笔画排序）

　　　　于晓丽　叶菜英　朱　蕾　闫　莉　张德昌

　　　　郭　姝　郭　磊　郭恒怡　曹济民　彭小忠

中国协和医科大学出版社

北　京

图书在版编目（CIP）数据

医学机能学实验指导手册／郭磊主编 . —北京：中国协和医科大学出版社，2017.9
ISBN 978 - 7 - 5679 - 0909 - 0

Ⅰ. ①医…　Ⅱ. ①郭…　Ⅲ. ①实验医学 - 高等学校 - 教材　Ⅳ. ①R - 33

中国版本图书馆 CIP 数据核字（2017）第 221118 号

医学机能学实验指导手册

主　　编：郭　磊
责任编辑：刘　婷
封面设计：邱晓俐
责任校对：张　麓
责任印制：张　岱

出版发行：**中国协和医科大学出版社**
（北京市东城区东单三条 9 号　邮编 100730　电话 010 - 65260431）
网　　址：www.pumcp.com
经　　销：新华书店总店北京发行所
印　　刷：北京捷迅佳彩印刷有限公司

开　　本：787mm×1092mm　　1/16
印　　张：6.5
字　　数：120 千字
版　　次：2017 年 9 月第 1 版
印　　次：2024 年 1 月第 3 次印刷
定　　价：38.00 元

ISBN 978 - 7 - 5679 - 0909 - 0

（版权所有，侵权必究，如有印装质量问题，由本社发行部调换）

前　言

　　"医学精英教育"是北京协和医学院的办学宗旨，学校力求将八年制临床医学专业学生培养成能适应未来医学发展挑战的临床医学家、医学科学家和医学教育家。基础医学学习阶段的实验教学在培养学生开拓创新精神、综合素质、实践能力方面起着十分重要的作用，是医学精英教育的重要组成部分。

　　北京协和医学院在 2013 年提出了实验教学改革方案，2014 年将医学机能学实验教学改革付诸实践，贯彻"以学生为中心"的教学理念，将生理学、病理生理学、药理学实验项目进行了全面规划和整合，引导学生通过实验观察将基础医学"三理"课程（生理学、病理生理学、药理学）的理论知识融会贯通。同时，通过常规实验项目训练、机能实验操作技能大赛和自主设计实验训练，充分调动学生的积极性，激励学生自主学习，深入思考，掌握科学的研究方法，拥有严肃的科学态度，树立严谨的科研作风，培养严密的科学思维，学会观察、分析、解决问题的综合能力。

　　本实验手册在编写过程中坚持"三基"和"五性"的要求，根据课程特色、实验室软硬件配置和实际教学安排详细编写了十三个实验项目内容，另外系统总结了最新的集成化信息化生物信号采集与处理系统（BL－420N 系统）的使用方法、常规实验技术和基础理论，另外本手册特别介绍了自主设计实验的方法步骤，希望学生能够循序渐进，在掌握了基本操作的基础上，能够综合运用所学知识提出问题、分析问题和解决问题，提高探索意识，学习查阅文献、设计实验、撰写科学研究论文，为后续的临床学习和科研工作奠定基础。

　　本实验手册的编写得到了北京协和医学院及基础学院领导的关怀和帮助，也得到了生理学系、病理生理学系、药理学系的大力支持，参编人员均为一线实验主讲教师，力求书稿语言简洁明了，撰写内容实用有效，孜孜矻矻以求精确，然而错误与不足在所难免，希望使用本手册的师生不吝赐教，以便改进，并不断完善。

郭　磊

2017 年

目　　录

第一章　机能学实验记录仪器与实验动物基本知识

第一节　生物信号采集与处理系统

一、概述

医学机能学实验主要采用的记录仪器是 BL-420N 生物信号采集与处理系统，其功能强大而又灵活，集生物信号采集、放大、显示、记录与分析为一体，主要用于记录生物体内或离体器官系统中的生物电信号以及张力、压力、呼吸等生物非电信号的波形，从而分析生物机体在不同实验条件下所发生的机能变化。

BL-420N 生物信号采集与处理系统工作时，先将生物电信号（或通过传感器将生物非电信号转换为电信号后）进行放大、滤波等处理，然后对处理的信号通过模拟 - 数字转换，将数字化信号传输到计算机，再通过实验系统软件将收集到的信号进行实时处理。实验系统软件还可以接受指令，发出刺激信号，作用于实验动物或标本（图 1-1）。

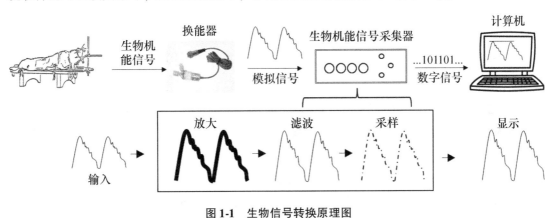

图 1-1　生物信号转换原理图

二、BL-420N 生物机能实验系统的使用

1. 仪器界面

BL-420N 系统主界面中包含有 4 个主要的视图区，分别为功能区、实验数据列表视图

区、波形显示视图区以及设备信息显示视图区，参见图1-2。

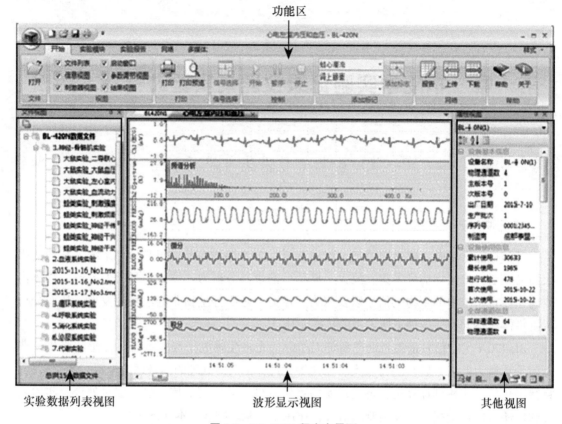

图1-2　BL-420N 程序主界面

2. 开始、暂停、结束实验

2.1　开始实验

BL-420N 系统提供三种开始实验的方法，分别是从实验模块启动实验、从信号选择对话框进入实验或者从快速启动视图开始实验。

1）从实验模块启动实验

选择功能区"实验模块"栏目，然后根据需要选择不同的实验模块开始实验。从实验模块启动实验时，系统会自动根据用户选择的实验项目配置各种实验参数，包括：采样通道数，采样率、增益、滤波、刺激等参数，方便快速进入实验状态。

2）从信号选择对话框启动实验

选择工具区"开始"→"信号选择"按钮，系统会弹出一个信号通道选择对话框，参见图1-3与图1-4。在"信号选择"对话框中，实验者可根据自己的实验内容，为每个通道配置相应的实验参数，这是最为灵活的一种实验启动方式。

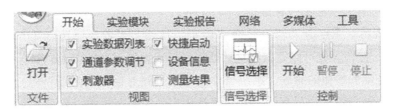

图1-3　功能区开始栏中的信号选择功能按钮

信号选择

采样通道信号列表

通道号	信号种类	采样率	增益	高通滤波	低通滤波	50Hz陷波	机器	□ 选择
通道 1	ECG	1 KHz	1.0 mV	100 ms	100 Hz	开	BL-420N(1)	☑
通道 2	ECG	1 KHz	1.0 mV	100 ms	100 Hz	开	BL-420N(1)	☑
通道 3	ECG	1 KHz	1.0 mV	100 ms	100 Hz	开	BL-420N(1)	☑
通道 4	ECG	1 KHz	1.0 mV	100 ms	100 Hz	开	BL-420N(1)	☑
通道 5	LEAD I	2 KHz	2.0 mV	3 s	450 Hz	关	BL-420N(1)	□
通道 6	LEAD II	2 KHz	2.0 mV	3 s	450 Hz	关	BL-420N(1)	□
通道 7	LEAD III	2 KHz	2.0 mV	3 s	450 Hz	关	BL-420N(1)	□
通道 8	LEAD AVL	2 KHz	2.0 mV	3 s	450 Hz	关	BL-420N(1)	□
通道 9	LEAD AVR	2 KHz	2.0 mV	3 s	450 Hz	关	BL-420N(1)	□
通道 10	LEAD AVF	2 KHz	2.0 mV	3 s	450 Hz	关	BL-420N(1)	□

工作模式

◉ 连续采样　　○ 刺激触发　　　触发采样时长(s): 2048

开始实验　　　　取消

图1-4　信号选择对话框

3）从快速启动视图开始实验（适用于快速打开上一次实验参数）

在启动视图中点击快速启动按钮，或者从功能区"开始"菜单栏中点击"开始"按钮，都可以快速启动实验，参见图1-5。在第一次启动软件的情况下快速启动实验，系统会采用默认方式，即同时打开4个心电通道的方式启动实验。如果在上一次停止实验后使用快速启动方式启动实验，系统会按照上一次实验的参数启动本次实验。

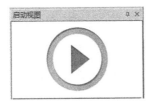
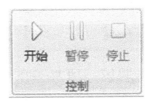

(a) 启动视图中的开始按钮　　(b) 功能区开始栏中的开始按钮

图1-5　快速启动实验按钮

2.2　暂停、停止实验和保存数据

在"启动视图"中点击"暂停"或"停止"按钮，或者选择功能区开始栏中的"暂停"或"停止"按钮，就可以完成实验的暂停和停止操作，参见图1-6。

当单击停止实验按钮的时候，系统会弹出一个询问对话框询问是否停止实验，如果确认停止实验则系统会弹出"另存为"对话框让用户确认保存数据的名字。

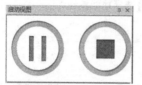
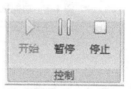

（a）启动视图中的暂停、停止按钮　　　（b）功能区开始栏中的暂停、停止按钮

图1-6　暂停、停止控制按钮区

2.3　数据反演

数据反演是指查看已保存的实验数据，有两种方法可以打开反演文件：

1）在"实验数据列表"视图中双击要打开反演文件的名字，参见图1-7。

2）在功能区的开始栏中选择"文件"→"打开"命令，选择要打开的反演文件，然后单击"打开"按钮。

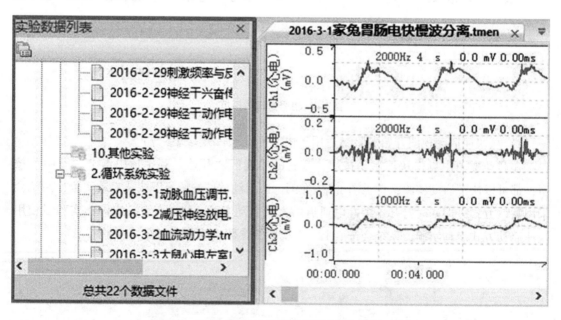

图1-7　打开 BL-420N 实验数据列表进行数据反演

3. 通道参数调节

通道参数调节视图用于在采样过程中调节硬件系统参数，每一个采样通道都有一个参

数调节区域，用于调节该通道的量程、高通滤波、低通滤波和50Hz陷波等参数；监听音量调节功能在参数调节视图区的底部，参见图1-8。

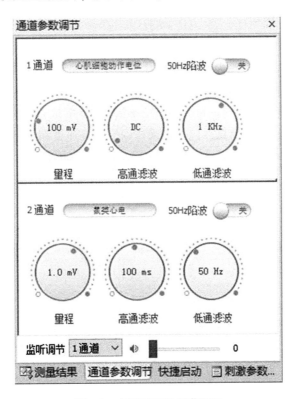

图1-8　多通道参数调节视图

4. 刺激器的使用

点击功能区开始栏中的"刺激器"选择框可以打开刺激参数调节视图，参见图1-9。

刺激参数调节视图从上到下或从左到右分为4个部分："启动刺激"按钮、刺激模式选择区、刺激参数调节区、波形示意图。选择相应参数对刺激器进行设置，然后单击"启动刺激"按钮可以按照刺激器当前设置参数启动BL-420N系统硬件向外输出刺激信号。

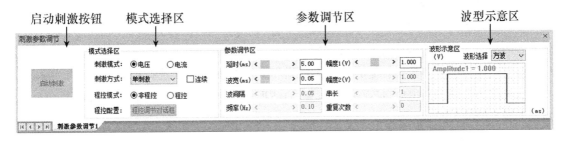

图1-9　刺激参数调节视图

5. 波形显示视图说明

5.1　波形显示视图概述

BL-420N 系统软件波形显示视图是采集到生物信号的主要显示区域，该区域主要由 7 个部分组成，分别包括：波形显示区、顶部信息区、标尺区、测量信息显示区、时间坐标显示区、滚动条以及双视分隔条，参见图 1-10。

BL-420N 系统可以同时记录 1～n 个通道生物信号，n 的最大值为 128（含分析通道）。顶部信息区显示通道基本信息，包括：采样率、扫描速度和测量数据等。

时间显示区显示所有通道的时间位置标尺，以 1 通道为基准。

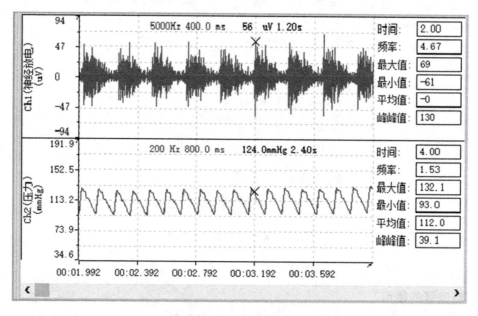

图 1-10　BL-420N 系统软件的波形主显示视图

双视分隔条用于打开双视系统，这样，同一生物信号不同时期记录的波形可以分别在两套窗口系统中显示便于前后对比。

5.2　波形的调节和数据分析

各通道记录的生理信号波形可以通过操作鼠标（左键及滚轮）进行复制、上下移动、放大和缩小（纵向）以及压缩和扩展（横向）。

在波形通道中单击鼠标右键时会弹出通道相关的快捷菜单，选择相应的命令，可以进行数据分析和测量、通道信息区的隐藏、叠加波形以及数据导出等。下面就对这些命令做简单介绍。

5.2.1　分析

BL-420N 系统软件包含一系列的分析功能，包括：微分、积分、频率直方图、频谱分析、序列密度直方图和非序列密度直方图等。

5.2.2　数据测量

BL-420N 系统的数据测量主要包括区间测量、心功能参数测量、血流动力学测量、心肌细胞动作电位测量和肺功能测量。

通过右键点击波形显示区中某个通道，在弹出的快捷菜单中选择相应的"测量"命令启动测量。参见图 1-11 所示。每次测量的结果显示在通道右部信息显示区中。单击鼠标右键结束所有测量之后，本次测量的结果会传递到测量结果视图中。

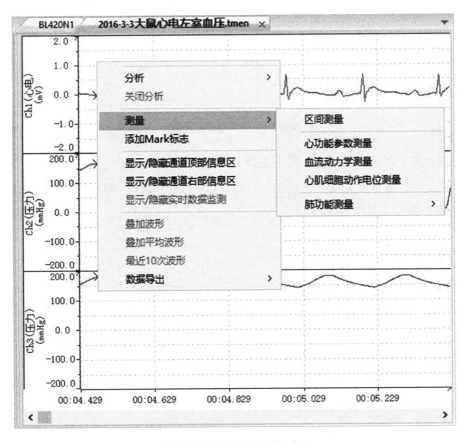

图 1-11　数据测量功能示意图

详细的测量步骤如下：

1）启动区间测量：右键单击"波形显示区"→"测量"→"某某测量"启动测量功能。

2）选择测量起点：当鼠标在波形显示区中移动时会有一条垂直的直线跟随鼠标移动，这条直线贯穿所有通道。将鼠标移动到任意通道中需要进行测量的波形段的起点位置，单击鼠标左键进行确定，此时将出现一条固定的短的垂直直线，代表测量的起点。

3）确定测量终点：当再次移动鼠标时，出现另一条垂直直线并随着鼠标移动，这条直线用来确定测量的终点。当它移动时，在直线的右上角将动态地显示两条垂直直线之间的时间差，单击鼠标左键确定终点。参见图 1-12 所示。可以反复 2)、3) 步骤进行重复测量。

4）退出测量：在任何通道中按下鼠标右键都将结束本次测量。

5）查看测量结果：只有退出测量后，在测量结果视图中才会更新所有测量结果。

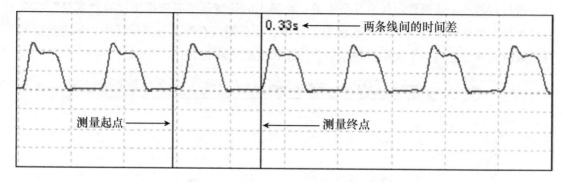

图 1-12　数据测量示意图

区间测量用于测量任意通道波形中选择波形段的时间、频率、最大值、最小值、平均值、峰峰值、面积、最大上升速度（dmax/dt）及最大下降速度（dmin/dt）等参数。区间测量结果如下图 1-13 所示。

测量结果

	A	B	C	D	
1	1通道区间测量数据结果				
2	序号	时间(s)	频率(Hz)	最大值(g)	
3	1	1.011	3.34	0.43	
4	2	0.395	3.33	0.38	
5	3	0.327	0.00	0.38	
6	4	0.237	0.00	0.32	
7	5	0.801	3.33	0.43	
8					
9					
10					
11					拖动滑块
12					以查看更
13					多测量数

区间测量

据结果

图 1-13　区间测量结果示意图

心功能参数测量用于测量心电波形上的各种参数，包括：心率、RR 间期、PR 段、QT 间期、QTC 间期、QRC 时限、ST 时段、P 波幅度、R 波幅度、T 波幅度、S 波幅度、Q 波幅度和 ST 波幅度等 13 个参数。测量结果参见下图 1-14 所示。

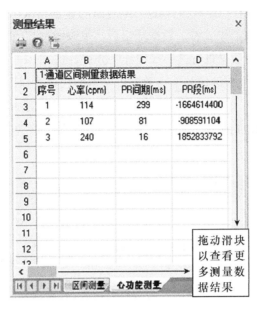

图 1-14　心功能参数测量结果示意图

通过 BL-420N 软件也可以完成血流动力学、心肌细胞动作电位和肺功能等数据测量，在此不再一一赘述。

5.2.3　添加 M 标记

M 标记用于配套鼠标移动时的单点测量。

在数据反演时，鼠标在波形线上移动，当前点的信号值以及相对于屏幕起点的时间被计算出来并显示在通道的顶部信息区。如果通过该命令在波形上添加 M 标记，则移动鼠标测量的结果是 M 标记点和鼠标点之间的幅度差和时间差，此时，顶部显示区显示的幅度值和时间值的前面都会添加一个Δ标志，表示差值，参见图 1-15 所示。

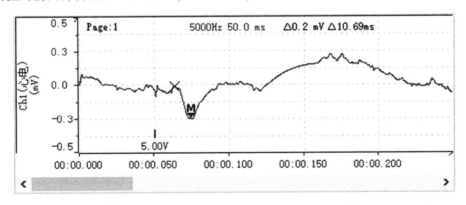

图 1-15　BL-420N 系统波形上添加的 Mark 标记

5.2.4　数据导出

数据导出是指将一段反演波形或整个文件长度的原始采样数据以文本格式提取出来，

并存入到相应的文本文件中。文本格式是一种通用的数据格式，可以方便其他软件读取，比如在 notepad 等文本编辑器中查看。数据导出后，可以通过其他分析软件，如 Excel、MatLab、SAS、SPSS 等对原始数据进行进一步统计、分析处理。

执行数据导出命令后生成的原始采样数据以文本形式存入到当前目录的 data 子目录下，并以“datan_ 年_ 月_ 日 . txt”的形式命名，其中 data 后面的 n 代表通道号，例如，从 1 通道上选择的数据段导出到 data1，如果选择导出“所有通道数据”，那么 data 后面没有 n。导出数据参见图 1-16 所示。

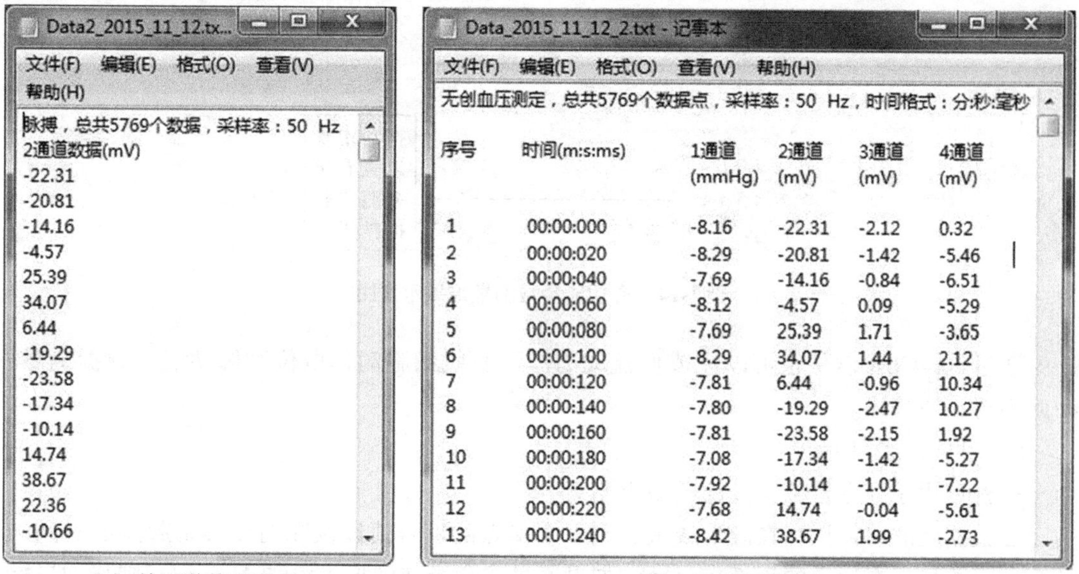
Data2_2015_11_12.tx...
文件(F) 编辑(E) 格式(O) 查看(V) 帮助(H)
脉搏，总共5769个数据，采样率：50 Hz
2通道数据(mV)
-22.31
-20.81
-14.16
-4.57
25.39
34.07
6.44
-19.29
-23.58
-17.34
-10.14
14.74
38.67
22.36
-10.66

Data_2015_11_12_2.txt - 记事本
文件(F) 编辑(E) 格式(O) 查看(V) 帮助(H)
无创血压测定，总共5769个数据点，采样率：50 Hz，时间格式：分:秒:毫秒

序号	时间(m:s:ms)	1通道 (mmHg)	2通道 (mV)	3通道 (mV)	4通道 (mV)
1	00:00:000	-8.16	-22.31	-2.12	0.32
2	00:00:020	-8.29	-20.81	-1.42	-5.46
3	00:00:040	-7.69	-14.16	-0.84	-6.51
4	00:00:060	-8.12	-4.57	0.09	-5.29
5	00:00:080	-7.69	25.39	1.71	-3.65
6	00:00:100	-8.29	34.07	1.44	2.12
7	00:00:120	-7.81	6.44	-0.96	10.34
8	00:00:140	-7.80	-19.29	-2.47	10.27
9	00:00:160	-7.81	-23.58	-2.15	1.92
10	00:00:180	-7.08	-17.34	-1.42	-5.27
11	00:00:200	-7.92	-10.14	-1.01	-7.22
12	00:00:220	-7.68	14.74	-0.04	-5.61
13	00:00:240	-8.42	38.67	1.99	-2.73

(a) 单通道数据导出　　(b) 多通道数据导出

图 1-16 记事本中看到的导出数据

注：原始数据导出功能只在数据反演时有效。

参考文献

陈怀杰，黄武 . BL-420N 生物信号采集与分析系统说明书 . 成都泰盟软件有限公司，2016

（郭　磊）

第二节　实验动物基本技术和方法

机能学实验是专门进行实验教学的综合性课程，本课程主要以实验动物为研究对象，通过观察实验动物的基本生理生化反应、疾病发生的病理生理机制，分析干扰因素的影响或药物的作用与效应等，学习和验证其基本规律。因此，合理正确地选择和使用实验动物，熟练掌握实验操作的基本技术与方法是顺利完成实验并获得可靠实验结果的保证。

一、实验动物的抓取与固定

正确掌握实验动物抓取和固定的方法，是为了保证实验能够顺利进行。抓取固定实验动物的方法依据实验内容和动物类型而定，应不影响实验指标观察，不损害动物健康，同时避免实验人员被动物抓伤或咬伤。下面介绍几种常用实验动物抓取和固定的方法。

1. 蛙和蟾蜍

用左手将动物的背部紧贴在手掌中，以中指、无名指、小指压住其左腹和后肢，以左手拇指和食指分别压住其左右前肢，右手进行操作（图2-1）。注意在抓取蟾蜍时，切勿挤压其两侧耳部的毒腺，以免毒液射入眼中。如对动物进行手术或其他操作时按实验需要的体位，用图钉将其四肢固定于蛙板上。

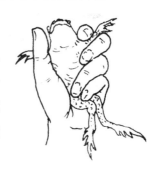

图2-1　蛙或蟾蜍的抓取方法

2. 小鼠

双手法：右手抓住鼠尾将小鼠从笼中提出并置于鼠笼盖或其他粗糙面上，在其向前爬行时，将鼠尾略向后拉，使小鼠前肢抓住粗糙面不动。然后以左手拇指及食指沿鼠背向前抓住小鼠的两耳和颈背部皮肤，其余三指和掌心夹住其背部皮肤及尾部，这样小鼠便可被完全固定在左手中。此时可用右手进行腹腔注射或其他操作（图2-2）。取尾血及尾静脉注射时，可将小鼠固定在金属或木制的固定器上。

单手法：只用左手。将小白鼠置于鼠笼盖或其它粗糙面上，先用拇指和食指捏住小鼠尾巴中部，然后用另外三个手指夹住小鼠的尾根部握入手掌。放松拇指和食指，用拇指与食指捏住小鼠两耳和颈背部皮肤，完成抓取固定。此法稍难，双手法简单易学。

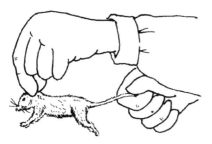

图2-2　小鼠的抓取方法

3. 大鼠

大鼠的抓取基本同小鼠。抓取时为避免咬伤，可戴上棉手套或帆布手套，先用右手将鼠尾提起，放在鼠笼盖或其他粗糙面上，向后轻拉鼠尾，使大鼠前肢抓住粗糙面不动，再用左手拇指和食指捏住其头颈部皮肤，其余三指和手掌固定鼠体（图2-3）。这时右手可进行注射或其他操作；若需进行手术，则应对大鼠进行麻醉后固定于大鼠手术板上；如需尾静脉取血或尾

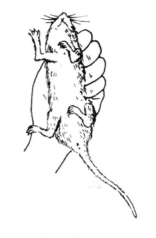

图2-3　大鼠的抓取方法

静脉注射，可将大鼠放入固定器内，使其只露出尾巴。抓取时勿用力过猛，勿捏其颈部，以免引起窒息。

4. 豚鼠

豚鼠胆小易惊，性情温和，不咬人，抓取时可用右手直接从背侧握持前部躯干，体重小者用一只手捉持，体重大者宜用双手，左手托住臀部（图2-4）。不可过分用力抓捏豚鼠的腰腹部，否则容易造成肝破裂、脾淤血而引起死亡。固定方法与大鼠相同。

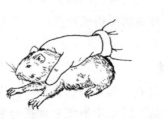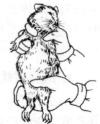

图 2-4   豚鼠的抓取方法

5. 家兔

家兔比较驯服，一般不会咬人，但脚爪较尖，应避免实验人员被抓伤。一般用右手抓住兔背颈部皮肤（抓握面积越大，其承重点越分散），轻轻提起，以左手托住其臀部，使其重量大部分集中在左手上，然后按实验需要固定。注意抓兔时不要单提两耳，因为兔耳不能承受全身重量，易造成疼痛而引起挣扎。做家兔耳缘静脉注射时，可用图盒固定；进行手术操作时，可将家兔麻醉后用粗棉线捆绑四肢，固定在兔手术台上，头部使用兔头夹固定或用棉线勾住兔门齿固定于兔台的铁柱上（图2-5）

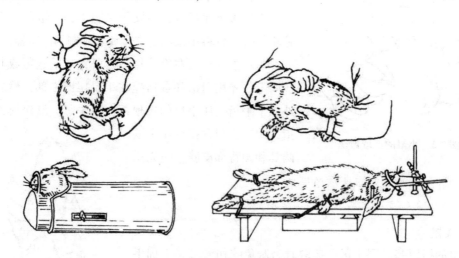

图 2-5   家兔的抓取和固定

二、实验动物常用分组和编号方法

1. 实验动物的随机分组

动物实验时，常常需要将选择好的实验动物，按研究需要分组。分组时为了避免人为因素影响，常应用随机数字表进行完全随机化分组。

1）如将某实验单位随机分成两组：设有小鼠 14 只，试用随机数字表将其分成两组。先将小鼠依次编为 1、2、3……14 号，然后任意从随机数字表的某一行某一数字开始抄录 14 个数。令单数代表 A 组，双数代表 B 组，便可将小鼠分为 A、B 两组，具体编排如下：

动物编号	1	2	3	4	5	6	7	8	9	10	11	12	13	14
随机数目	16	22	77	94	39	49	54	43	54	82	17	37	93	23
归　组	B	B	A	B	A	A	B	A	B	B	A	A	A	A

结果列入 A 组的动物有 8 只，列入 B 组的动物有 6 只。如要使两组相等，需将 A 组减少一只，划入 B 组。应把哪一只小鼠划入 B 组，仍可用随机数字表，在上述抄录的 14 个数后面再抄录一个数字为 78，此数以 8 除之，因为归入 A 组的小鼠有 8 只，故以 8 除，得余数 6。于是把第 6 个 A（即编写为第 12 号的小鼠）划给 B 组。经过这样调整，两组小鼠的分配如下。

A 组	3	5	6	8	11	13	14
B 组	1	2	4	7	9	10	12

2）如将某实验单位随机分成三组：设有小鼠 15 只，试用随机数字表将其分成三组。将小鼠编号后，按上述方法，从随机数字表抄录 15 个数字，将各数一律以 3 除之，并以余数 1、2、3 代表 A、B、C，具体编排如下：

动物编号	1	2	3	4	5	6	7	8	9	10	11	12	13	14	15
随机数目	18	62	40	19	12	40	83	95	34	19	44	91	69	03	30
除 3 后余数	3	2	1	1	3	1	2	2	1	1	2	1	3	3	3
归　组	C	B	A	A	C	A	B	B	A	A	B	A	C	C	C

结果归入 A 组的动物 6 只，归入 B 组的动物 4 只，归入 C 组的动物 5 只。要使三组的动物数相等，需把原归 A 组的 6 只动物中的 1 只改配到 B 组去。可在随机数字表继续按斜角线抄录一个数字，得 60，以 6 除之，除尽（相当于余数为 6），就可以把第六个 A（即 12 号）小鼠改为 B 组。调整后各组的动物编号如下：

A 组	3	4	6	9	10
B 组	2	7	8	11	12
C 组	1	5	13	14	15

2. 实验动物的标记和编号

实验中常用多只动物同时进行实验，为了便于分组和辨别，应事先对实验动物进行标记和编号。标记的方法很多，可根据动物的种类、数量和观察时间长短等因素来选择合适的标记方法。良好的标记方法应满足标记清晰、耐久、简便、适用的要求。最常用的标记和编号方法为染料标记法，适用于实验周期较短的实验动物。

1）常用染料：

红色染料：0.5%中性红或品红溶液

黄色染料：3%～5%苦味酸溶液

咖啡色染料：2%硝酸银溶液，涂上后需在日光下曝晒10分钟

黑色染料：煤焦油的乙醇溶液

2）标记规则：根据实验动物被毛颜色选择不同化学药品涂染动物。

大鼠、小鼠的标记：常用3%～5%苦味酸溶液涂于体表不同部位的毛上。原则是先左后右，从上到下。如将动物背部的肩、腰、臀部按左、中、右分为9个区，依次标记1～9号，第10号不作标记。若实验动物数量较多，可用两种颜色的染料配合使用，使其中一种染料代表个位数，另一种染料代表十位数，故可编到99号（图2-6）。例如，把红色记为十位数，黄色记为个位数，那么右后腿黄斑，头顶红斑，则表示49号，其余类推。

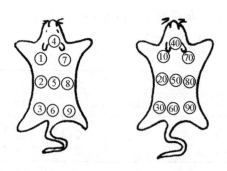

图2-6   大鼠、小鼠标记法

大动物（如兔、猫、狗等）的标记：用毛笔蘸取不同颜色的染料溶液直接在动物背部涂写号码。

3）挂牌编号法

挂牌编号法常用于狗、猴或猫等大动物的编号。将号码烙压在金属牌上，实验前将之固定于动物的颈圈或耳上。

4）烙印编号法

烙印编号法用号码烙印钳将号码烙印在兔或豚鼠的耳朵上。烙印前最好对烙印部位预先用乙醇消毒，烙印后用棉球蘸着溶于乙醇的墨粉或煤烟涂抹。

三、实验动物性别鉴定

1. 小鼠和大鼠

性别的鉴别要点有三：雄鼠可见阴囊内睾丸下垂，气温高时尤为明显；雄鼠的尿道口与肛门距离较远，雌鼠则较靠近；成熟雌鼠的腹部可见乳头。

2. 豚鼠

与小鼠和大鼠基本相同。

3. 家兔

雄兔可见阴囊，两侧各有一个睾丸，用拇指和食指按压生殖器部位，雄兔可露出阴茎，雌兔的腹部可见乳头。

四、实验动物血液采集

1. 概述

在机能学的实验研究中，经常需要采集实验动物的血液进行检测，故必须掌握正确的采集血液的技术。

采血方法的选择主要取决于实验所需的血量以及动物种类。凡用血量较少的检验，如红细胞和白细胞计数、血红蛋白测定、血液涂片以及酶活性微量分析法等，可采集毛细血管的血；当用血量较多时可行静脉采血。静脉采血时，若需反复多次，应自远离心脏端开始，以免发生栓塞而影响整条静脉。

采血时应注意：（1）采血用的注射器和试管必须保持清洁干燥；（2）若需抗凝全血，在注射器或试管内应预先加入抗凝剂。

不同动物采血部位与采血量的关系见表 2-1。常用实验动物的最大安全采血量与最小致死采血量，见表 2-2。

表 2-1　不同动物采血部位与采血量的关系

采血量	采血部位	动物品种
取少量血	尾静脉	大鼠、小鼠
	耳静脉	兔、狗、猫、猪、山羊、绵羊
	眼底静脉丛	兔、大鼠、小鼠
	舌下静脉	兔
	腹壁静脉	青蛙、蟾蜍
	冠、脚蹼皮下静脉	鸡、鸭、鹅

续表

采血量	采血部位	动物品种
取中量血	后肢外侧皮下小隐静脉	狗、猴、猫
	前肢内侧皮下头静脉	狗、猴、猫
	耳中央动脉	兔
	颈静脉	狗、猫、兔
	心脏	豚鼠、大鼠、小鼠
	断头	大鼠、小鼠
	翼下静脉	鸡、鸭、鸽、鹅
取大量血	颈动脉	鸡、鸭、鸽、鹅
	股动脉、颈动脉	狗、猴、猫、兔
	心脏	狗、猴、猫、兔
	颈静脉	马、牛、山羊、绵羊
	摘眼球	大鼠、小鼠

表 2-2　常用实验动物的最大安全采血量与最小致死采血量

动物种类	最大安全采血量（ml）	最小致死采血量（ml）
小鼠	0.2	0.3
大鼠	1	2
豚鼠	5	10
兔	10	40
狼狗	100	500
猎狗	50	200
猴	15	60

2. 实验动物的取血过程和方法

（一）小鼠、大鼠的采血方法

1）割（剪）尾采血

当所需血量很少时采用本法，如做红细胞和白细胞计数、血红蛋白测定或制作血涂片等。固定动物并露出鼠尾，将鼠尾浸在 45℃ 左右的温水中数分钟或用酒精棉球涂擦，使尾部血管充盈，然后把鼠尾擦干，将尾尖剪去 1～2mm（小鼠）或 3～5mm（大鼠），让血液自然流出或从尾根向尾尖轻轻压挤促进血液流出。也可割破尾动脉或静脉，收集血样。采血结束后，应消毒伤口并压迫止血。此法每只鼠一般可采血 10 次以上。小鼠每次可取血约

0.1ml，大鼠可取血约 0.4ml。

2）鼠尾刺血法

大鼠用血量不多时（仅做白细胞计数或血红蛋白检查），可采用本法。先将鼠尾用温水擦拭，消毒，使鼠尾充血。用 7 号或 8 号注射针头，刺入鼠尾静脉采血。如果长期反复取血，应先靠近鼠尾末端采血，以后再逐渐向近心端采血。

3）球后静脉丛采血

可取中等血量，适用于某些生物化学项目的检验。采血者左手抓住动物头颈部皮毛，拇指和食指轻压颈部两侧，使球静脉丛充血。右手持配有磨钝的 7 号针头的 1ml 注射器或内径 0.6mm 左右的硬质毛细玻璃管，以 45℃ 角刺入内眦部，刺入深度为小鼠 2～3mm，大鼠 4～5mm。当感到有阻力时稍后退，边退边抽。当获得所需血量后，解除颈部压力，拔出针头。若技术熟练，用本法短期内可重复采血。左右两眼轮换更好。体重 20～25g 的小鼠每次可采血 0.2～0.3ml，体重 200～300g 大鼠每次可采血 0.5～1.0ml。

4）颈外静脉或颈总动脉取血

颈部手术与颈外静脉或颈总动脉分离术。分离血管后，可用注射器穿刺采血或行插管取血。

5）股静脉或股动脉取血

股部手术与股静脉分离术或股动脉分离术。分离血管后，可用注射器直接抽取所需血量或行插管取血。

6）下腔静脉取血

供一次大量采血用。动物仰卧，在腹正中线处做一纵切口，切开腹壁后，将肠襻拉向动物的左侧，暴露下腔静脉，用盛有抗凝剂的注射器直接穿刺取血，也可事先肝素化后取血。大鼠可取血约 10ml，小鼠可取血约 1ml。

7）腹主动脉取血

将动物麻醉仰卧位固定，从腹正中线切开腹腔，暴露腹主动脉。用注射器抽取血液，防止溶血。或用无齿镊子剥离结缔组织，夹住动脉近心端，剪断动脉，使血液喷入盛器。

8）摘眼球取血

此法常用于鼠类大量采血。采血时，用左手固定动物，压迫眼球，尽量使眼球突出，右手用镊子或止血钳迅速摘除眼球，眼眶内会很快流出血液。

9）断头取血

采血者左手紧握住动物的颈部皮肤，并使动物头朝下倾。右手用剪刀迅速剪掉鼠头，让血自由滴入盛器。小鼠可取血 0.8～1.2ml，大鼠可取血 5～10ml。

10）心脏取血

鼠类的心脏较小，且心率较快，心脏采血比较困难，故少用。动物仰卧，左手食指在左侧 3～4 肋间触到心尖搏动，右手持注射器于搏动最强处穿刺。若做开胸一次死亡采血，先将动物作深麻醉，打开胸腔，暴露心脏，用针头刺入右心室，抽取血液。小鼠可取血 0.5~0.6ml，大鼠可取血 0.8~1.2ml。

（二）豚鼠采血法

1）耳缘剪口采血

将豚鼠耳消毒后，用刀片沿血管方向割破耳缘，在切口边缘涂抹 20% 柠檬酸钠溶液，阻止血凝，则血可自切口自动流出，进入盛器。操作时，使耳充血效果较好。此法可采血 0.5ml 左右。

2）背中足静脉取血

固定豚鼠，将其一侧后腿膝关节伸直，消毒脚背后，找出背中足静脉，左手拉住豚鼠的趾端，右手将注射针刺入静脉，拔针后立即出血，呈半球状隆起。采血后，用纱布或脱脂棉压迫止血。反复采血时，两后肢可交替使用。

3）心脏取血

手指触摸，选择心脏搏动最强部位，把注射针刺入心脏，血液即可流入针管。心脏采血时所用的针头应细长些，以免发生采血后穿刺孔出血。成年豚鼠每周采血以不超过 10ml 为宜。

（三）兔采血法

1）耳缘静脉采血

本法为最常用的取血法之一，可作多次反复取血用。因此应保护耳缘静脉，防止发生栓塞。将兔固定，拔去耳缘静脉局部的被毛并消毒，用手指轻弹兔耳，使静脉扩张，用针头刺耳缘静脉末端，或用刀片沿血管方向割破一小切口，血液即流出。此种采血法一次最多可采血 5~10ml。

2）耳中央动脉采血

兔耳中央有一条较粗、颜色较鲜红的中央动脉。将兔固定，用左手固定兔耳，右手持注射器，在中央动脉的末端，沿着与动脉平行的向心方向刺入动脉，即可见血液进入针管。由于兔耳中央动脉容易发生痉挛性收缩，因此抽血前必须让兔耳充分充血，采血时动作要迅速。采血所用针头不要太细，一般用 6 号针头。针刺部位从中央动脉末端开始，不要在近耳根部采血，因耳根部软组织厚，血管位置略深，易刺透血管造成皮下出血。取血完毕后注意止血。此法一次采血可达 15ml。

3）后肢胫部皮下静脉取血

兔仰卧固定后，拔去胫部被毛，在胫部上端股部扎以橡皮管，则在胫部外侧浅表皮下，可清楚见到皮下静脉。用左手两指固定好静脉，右手取带有 $5^{1/2}$ 号针头的注射器沿皮下静脉平行方向刺入血管，即可取血。一次可取 2~5ml。取完后必须用棉球压迫取血部位止血，时间要略长些，因此处不易止血。

4）股静脉、颈静脉取血

先作股静脉和颈静脉暴露分离手术。

（1）股静脉取血：注射器平行于血管，从股静脉下端向心脏方向刺入，即可取血。取血完毕后要注意止血。股静脉较易止血，用纱布轻压取血部位即可。若连续多次取血，取血部位宜尽量选择离心端。

（2）颈外静脉取血：注射器由近心端（距颈静脉分支 2 ~ 3cm 处）向头侧端顺血管平行方向刺入，一直引深至颈静脉分叉处，即可取血。此处血管较粗，很容易取血，一次可取 10ml 以上。取血完毕，拔出针头，用干纱布轻轻压迫取血部位也易止血。兔急性实验的静脉取血，用此法较方便。

5）心脏采血

将家兔仰卧固定，在第三肋间胸骨左缘 3mm 处将注射针垂直刺入心脏，血液随即进入针管。此法一次可取血 20 ~ 25ml。注意：①动作应迅速，缩短在心脏内的留针时间，防止血液凝固；②如针头已进入心脏但抽不出血时，可以前后进退调节针头的位置；③针头在胸腔内不应左右摆动以防止伤及心、肺。

五、实验动物麻醉方法

在整体动物实验中，为了消除实验操作所致的疼痛和不适感觉，避免动物挣扎和不良刺激引起机体生理功能障碍，确保实验顺利进行，必须用麻醉药将动物麻醉后再进行实验。对于不同的实验和不同种类的动物，应选择恰当的麻醉药和恰当的剂量。

1. 局部麻醉

局部麻醉通常用 1% 普鲁卡因溶液在手术部位做皮内注射和皮下组织浸润注射。可用于局部手术，适用于中型以上的动物。

2. 全身麻醉

1）吸入麻醉

机能实验中常用的吸入麻醉剂是乙醚。乙醚为无色易挥发的液体，有特殊的刺激性气味，易燃易爆，应用时应远离火源。将乙醚蘸在棉球上放入玻璃罩内，利用乙醚的挥发特性，经肺泡吸入，作用快，用于小鼠、大鼠短时间麻醉，除去乙醚后麻醉很快恢复，罩内麻醉时间不可太长，以免缺氧。乙醚麻醉初期常有兴奋现象，且因其对呼吸道有强烈的刺激性，而使呼吸道分泌物增加，易发生呼吸道堵塞，故使用时应注意观察。

2）注射麻醉

机能实验中常用的注射麻醉剂有如下几种：

（1）氨基甲酸乙酯（又称乌拉坦）：易溶于水，水溶液性质稳定，一般配制成 20% ~ 25% 的水溶液。作用性质温和，安全范围大，多数动物实验都可使用。可静脉注射或腹腔注射。一次给药后麻醉维持时间为 4 ~ 6 小时或更长，麻醉速度快，麻醉过程较平稳，麻醉时对动物呼吸、循环无明显影响。缺点是动物苏醒很慢，仅适用于急性动物实验。

（2）戊巴比妥钠：为中效巴比妥类药物，易溶于水，性质稳定，通常配制成 1% ~ 3% 水溶液，可静脉注射或腹腔注射给药，适用于多种动物。一次给药后可维持 3 ~ 4 小时，可满足一般动物实验要求，且苏醒后易存活。缺点是个体差异较大，容易造成呼吸抑制。

（3）硫喷妥钠：为超短效巴比妥类药物，黄色粉末，水溶液不稳定，应在使用之前临时配制成2%~4%的水溶液静脉注射。麻醉时间短，一次注射后麻醉维持时间仅为0.5~1小时，实验时间较长时可补充给药。缺点是对呼吸有抑制作用，对循环也有影响。在给予肌松剂的清醒动物实验中，可用该药做气管插管、接通呼吸机前的麻醉给药。

（4）氯醛糖：该药溶解度小，宜配制成1%水溶液，静脉注射或腹腔注射给药。使用前需加热促其溶解，但该药对热不稳定，加热温度不宜过高，以免降低药效。单独使用时同等剂量情况下麻醉出现时间和麻醉深度因动物种类和个体差异变化较大，故在注入计算剂量后仍未达到理想麻醉状态时，不宜盲目加大剂量，应观察一段时间，以免用量过大使动物死亡。本药较少抑制反射活动，较适于需要保留反射的实验。

几种常用注射麻醉剂的参考剂量见表2-3。

表 2-3　几种常用注射麻醉剂的参考剂量

药物名称	给药途径	参考剂量（mg/kg）					
		犬	猫	兔	豚鼠	大鼠	小鼠
氨基甲酸乙酯	静脉注射	750~1000		1000			
	腹腔注射	750~1000	1000	1000	1000	1000	1000
戊巴比妥钠	静脉注射	25~35		35~40			
	腹腔注射	25~35	40	35~40	35	40	40
硫喷妥钠	静脉注射	15~25		10~15			
氯醛糖	静脉注射	60~100		60~80			
	腹腔注射		60~80	60~80			

3. 麻醉效果的判断：

动物达到理想麻醉状态的指标是：动物失去知觉，肢体肌肉松弛，呼吸节律呈深而慢的改变，角膜反射消失或极迟钝，痛反应极迟钝。

1）若麻醉剂量不足，动物仍有挣扎、尖叫等表现时，应观察一段时间，不可盲目追加麻醉药。如需追加麻醉药，一次不宜超过总量的1/3，同时密切观察动物反应，一旦达到麻醉的状态，应立即停止给药。

2）麻醉过量时，动物会出现两种情况：一是呼吸、心跳骤停或间断；二是动物全身皮肤颜色青紫，呼吸浅而慢。

六、实验动物给药途径与方法

1. 小鼠

1）灌胃法

用左手抓取小鼠并固定，使其头颈部充分伸直，但不宜抓得过紧，以免窒息死亡。右手持连有小鼠灌胃针头的注射器,灌胃针头长 4~5cm,直径约 1mm。操作时,先从小鼠口角将灌胃针头插入口腔内,然后用灌胃针头向后上方压迫小鼠头部,使口腔与食道成一直线,再将灌胃针头沿上颚壁轻轻进入食道,当灌胃针头继续轻轻进入时,稍感有抵抗,此位置(体重 20g 小鼠,灌胃针头插入约 1/2)相当于食道通过膈肌的部位,一般在此部位注射即可。如此时动物安静,呼吸无异常,可将药液注入。如遇阻力不能硬插,应抽出灌胃针头重试。如插入气管,注药后会造成小鼠死亡。注入药液后轻轻拔出灌胃针头。一次灌药量为 0.1~0.3ml/10g 体重。操作时不宜粗暴以防损伤食道及膈肌(图 2-7)。

2)皮下注射法

皮下注射是将药液注射于皮肤和肌肉之间,通常选择背部皮下注射。将皮肤拉起,注射针刺入皮下。把针头轻轻向左右摆动,易摆动说明针头确已刺入皮下,然后推入药液。拔针时以手指捏住针刺部位,防止药液漏出。每只小鼠注射量为 0.1~0.3ml/10g 体重。

3)肌内注射法

小鼠因肌肉较少,一般不采用肌内注射。若有需要可注射于股部肌肉。用 5~7 号针头注射,每腿注射量不超过 0.1ml。

4)腹腔注射法

用左手抓取小鼠并固定,将其腹部向上,注射部位是距离腹白线稍向左或右的位置。用右手将注射器针头刺入皮肤,针头到达皮下后再向前进针 3~5mm,接着使针头与皮肤呈 45°角刺入腹肌,针头通过腹肌进入腹腔后抵抗力消失。在此处保持针尖不动的状态下,以一定速度轻轻注入药液。为避免刺破内脏,可将小鼠头部放低,使脏器移向横膈处。小鼠一次注射量为 0.1~0.2ml/10g 体重(图 2-8)。

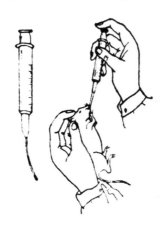

图 2-7 小鼠灌胃法

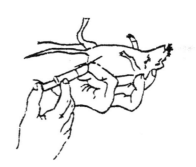

图 2-8 小鼠腹腔注射法

5)尾静脉注射法

将小鼠置于固定筒(或铁丝罩)内或扣在重烧杯内,使其尾巴露出,尾部用 45~50℃ 温水浸泡半分钟或用75%的酒精棉球擦拭，使血管充血并使表皮角质软化，以拇指和食指捏住尾根部的左右侧，使血管更加扩张，尾部静脉显得更清楚，以无名指和小指夹住尾端部，以中指从下面托起尾巴，以使尾巴固定。用4号针头选择粗大静脉（左右两侧静脉）注入。如针头确已在血管内，则推注药液无阻力，否则隆起发白出现皮丘，说明未注入血管，应拔出针头再移向前。注射完毕后，把尾巴向注射部位内侧折曲而止血。需反复静脉注射时，应尽可能从尾端开始，逐渐向尾根部移动注射。一次注射量为0.05～0.1ml/10g体重（图2-9）。

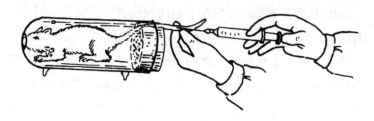

图2-9　小鼠尾静脉注射法

2. 大鼠

1）灌胃法

灌胃方法与小鼠相似。灌胃针头长6～8cm，直径1.2mm。一次灌药量为1～2ml/100g体重。

2）皮下注射法

注射部位可选择背部或大腿部位的皮下。操作时拉起注射部位皮肤，将注射针刺入皮下。一次注射药量不超过1ml/100g体重。

3）肌内注射法

肌内注射方法与小鼠相似。

4）腹腔注射法

腹腔注射方法与小鼠相同。一次注射药量为1～2ml/100g体重。

5）静脉注射法

清醒大鼠可采用尾静脉注射，方法同小鼠。麻醉大鼠可从舌下静脉给药，也可切开皮肤注射于股静脉或颈外静脉。

3. 兔

1）灌胃法

给兔灌胃需要两人协作进行。一人坐好，将兔的躯体夹于两腿之间，左手紧握双耳固定兔的头部，右手抓住兔的双前肢。另一人将开口器横放在兔口中，将兔的舌头压在开口器下面，把开口器固定。将合适的胃管（如导尿管）经开口器中央小孔慢慢沿上颚壁插入食道 15~18cm。为避免误入气管，可将胃管的外口端放入一杯清水中，若有气泡从胃管口中逸出，说明在气管内，应拔出后重新插入；若无气泡，则说明确已插入食道，这时可用注射器将药液灌入。然后再注入少量清水，将胃管内药液冲入胃内。灌胃完毕后先拔出胃管，再取出开口器（图 2-10）。

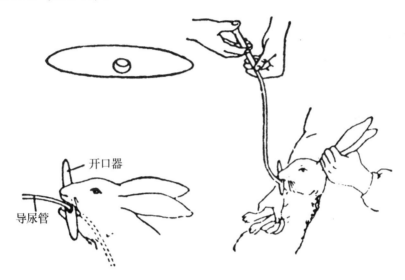

开口器

导尿管

图 2-10　兔灌胃法

2）静脉注射法

兔静脉注射一般采用耳缘静脉注射（兔耳外缘的血管为静脉，中央的血管为动脉，图 2-11）。先除去注射部位的兔毛，用酒精棉球涂擦耳缘静脉部位的皮肤，以左手食指放在耳下将兔耳垫起，并以拇指按着耳缘部分，右手持带有 18~20 号针头的注射器，尽量从静脉末端刺入血管。一般是针头先经皮下，后进血管，并使针头推入血管内少许。注射时若感觉有阻力或发现静脉发白隆起，说明针头不在血管内，这时应将针头稍退回一点，再往前端刺入。如无阻力和发白隆起现象，说明针头在血管内，即可注射。注射完毕后，压住针眼，拔去针头，继续压迫数分钟止血（图 2-12）。

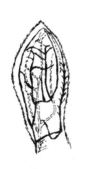

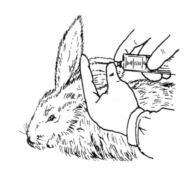

图 2-11　兔耳缘血管分布　　　**图 2-12　兔耳缘静脉注射法**

七、动物实验后的相关问题

实验后应遵循安乐死的原则使动物迅速死亡，妥善处理好尸体及实验过程中的废弃物，清洗手术器械，清洁实验台。

1. 实验动物的处死

在动物饲养和实验过程中，有时需要处死动物。实验动物的处死方法很多，应根据实验目的、动物种类以及标本采集的部位等因素，选择不同的方法。无论采用哪一种方法，都应本着人道主义精神善待动物，尽量减少动物的痛苦。操作时应注意：首先要保证实验人员的安全；其次，通过对呼吸、神经反射、肌肉松弛等生命体征的观察来确认实验动物是否已经死亡。

（1）大鼠、小鼠的处死方法

1）颈椎脱臼法　是将实验动物的颈椎脱臼，断离脊髓处死，为最常用于大、小鼠的处死方法。实验者用左手拇指和食指用力按住鼠颈，右手抓住鼠尾用力向后上方拉，造成颈椎脱臼，瞬间死亡。

2）断头法　用大剪刀或断头器在颈部将鼠头剪断。

3）击打法　把鼠倒提，将其头部用力向桌角摔击，或用小木槌等硬物猛烈敲击鼠头部致其死亡。

4）放血处死法　将鼠的颈总动脉或股动脉剪破，造成急性大出血而死亡。也可摘除眼球，由眼眶动脉和静脉急性失血而死亡。

5）化学药物致死法　为皮下注射士的宁，静脉输注氯化钾，吸入乙醚、氯仿、大量CO气体等均可使鼠死亡。

（2）兔、豚鼠、狗、猫的处死方法

1）空气栓塞法　使用注射器将空气快速注入动物静脉内，造成广泛空气栓塞而死亡。兔、猫可注入空气 20~40 ml，狗可注入空气 80~150 ml。

2）放血处死法　要求先将动物麻醉后再切断颈动脉或股动脉快速放血致死，期间要保持放血顺畅（可用湿纱布擦去切开处周围的血液和血凝块）。此法因动物十分安静，对脏器无损伤，常用于采集病理标本或保留新鲜脏器。

3）化学药物致死法　皮下注射士的宁，静脉输注氯化钾溶液等可致动物死亡。

4）破坏延髓法　在急性实验后，用器具破坏动物延髓致其死亡。如可用木槌敲击家兔后脑，损坏延髓而死亡。

5）开放性气胸法　为动物开胸，造成开放性气胸。此时胸膜腔压力与大气压力相同，动物的肺因受大气压缩而发生萎陷，动物因而窒息死亡。

2. 其他相关问题

（1）正常死亡或处死的动物尸体应用塑料袋包装密封，保存在 −18℃ 冰柜中。对存放人姓名、所处理的动物尸体种类、数量、死亡原因、处死日期等信息应进行登记以后，再按相关规定对动物尸体进行统一处理和焚烧。对于怀疑因传染病而意外死亡的动物，应查明原因，再做进一步处理。不得将未死亡的实验动物放入冰柜，不得随意丢弃实验动物尸体，严禁食用和出售。

（2）实验全部结束后，要清洗手术器械，清洁实验台，打扫实验场地，将所有物品及设备归回原位。

（朱　蕾）

第二章　机能学实验项目

实验一　蟾蜍坐骨神经干动作电位的引导、传导速度和兴奋性不应期的测定

【实验目的】

1. 学习神经干动作电位引导及传导速度的记录及测定方法。
2. 掌握神经干动作电位不应期的测定方法。

【实验原理】

神经干动作电位是神经兴奋的客观标志。兴奋部位的膜外电位低于静息部位，动作电位通过后，兴奋部位的膜外电位又恢复到静息时的水平，用电生理学方法可以记录到此电位的变化过程。将两个引导电极置于神经干表面时，动作电位将先后通过两个电极引导处，可记录到电位偏转波形。动作电位在神经干上的传导有一定速度，不同类型的神经纤维传导速度不同。通过测定神经冲动在神经干上传导的距离（d）与通过这段距离所需的时间（t），根据 $V = d/t$ 即可求出神经冲动的传导速度。

可兴奋组织在一次兴奋后，其兴奋性会出现一系列变化，依次经历绝对不应期、相对不应期、超常期和低常期，然后恢复到正常的兴奋性水平。可先给一个条件刺激引起兴奋，再用另一检验性刺激在前一兴奋的不同时相给予刺激，检查神经对检验性刺激反应的兴奋阈值以及所引起的动作程度，即可观察到神经组织兴奋性的变化过程。

【实验对象】

蟾蜍。

【试剂与器材】

BL-420N 生物信号采集与处理系统、蛙类手术器械、神经屏蔽盒、刺激电极、引导电极、玻璃分针、任氏液。

【实验步骤】

1. 制备蟾蜍坐骨神经干标本

（1）双毁髓法处死蟾蜍：一只手握住蟾蜍，拇指按住其背部，食指压住其头部；另一只手捏住其嘴部将其头部上下轻轻扳动，找到第一道折痕，其中部即为枕骨大孔，用毁髓针垂直插入枕骨大孔；然后将针尖向前刺入颅腔并搅动以捣毁脑组织；再将毁髓针退至枕骨大孔，针尖转向后方与脊柱平行刺入椎管，捣毁脊髓，彻底捣毁脊髓时可看到蟾蜍的后肢突然蹬直而后瘫软。剪除躯干上部和内脏，注意勿损伤到坐骨神经，仅留下后肢、骶骨、脊柱和坐骨神经。剥掉蟾蜍的皮肤，清洗器械。

（2）游离坐骨神经：沿脊柱一侧用玻璃分针分离坐骨神经，将其结扎并剪断。再将坐骨神经大腿部分从坐骨神经沟中游离出来，将坐骨神经一直游离到腘窝处。

（3）游离腓神经和胫神经，剪去任一分支。腓神经位于浅表部位，容易分离，实验中常保留。将留下的一支分离直至足趾。在此过程中动作要轻，切勿损伤神经。

将分离好的神经放在神经屏蔽盒内，完成下面实验项目。

2. 仪器连接和参数

引导电极接 1、2 通道，刺激器输出接刺激电极。仪器参数：1、2 通道时间常数 0.02s，滤波频率 1kHz，灵敏度 5MV，采样频率 40kHz，扫描速度 0.5ms/div。单刺激模式，电压 1.0V，波宽 0.1ms，延迟 1ms，同步触发。

【观察项目】

1. 记录双相动作动作电位，图形、时程、幅度，如图 1 所示。观察神经干动作电位幅度在一定范围内随刺激强度变化而变化的现象。调节刺激幅度，可找到阈刺激和最大刺激。改变刺激极性可观察到刺激伪迹倒向，而动作电位不倒向。

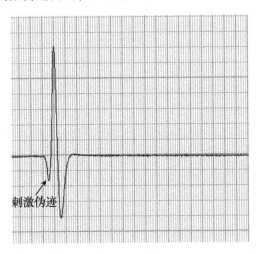

图 1　蟾蜍坐骨神经干双相动作电位

2. 传导速度的测定：两通道同时记录，应用实验模块自动测量。

3. 测定不应期：打开"神经干动作电位不应期测定"模块进行实验。

4. 观察单相动作电位：用镊子在第一对引导电极的贴近后电极处夹伤神经，电刺激神经干，观察单相动作电位。

【注意事项】

1. 分离神经时勿损伤神经。

2. 实验过程中经常用任氏液湿润标本。

3. 神经组织结扎线避免接触神经盒。

4. 电极之间保持干燥。

5. 刺激强度由弱到强逐步增加，避免过强刺激损伤标本。

思考题

1. 何谓刺激伪迹，有何意义？

2. 神经干双相动作电位的前后相有何不同？为什么？

3. 两电极之间损伤神经后，为什么只出现单相动作电位？

参考文献

1. 胡还忠. 医学机能学实验教程（第三版）. 北京：科学出版社，2010. 1.

2. 王庭槐. 生理学（第三版）. 北京：人民卫生出版社，2015.

（郭　姝）

实验二　离体蛙心灌流实验

【实验目的】

1. 学习离体蛙心的灌流方法。

2. 观察灌流液中几种离子浓度的改变，以及相应受体激动剂和阻断剂对心脏收缩活动的影响。

【实验原理】

心脏的正常节律性活动需要一个适宜的内环境（如 Na^+、K^+、Ca^{2+} 等离子的浓度，pH 和温度），内环境的变化直接影响到心脏的活动。在体心脏还受到交感神经和迷走神经的双重支配。交感神经末梢释放去甲肾上腺素，使心肌收缩力加强，传导速度加快，心率加快；

迷走神经末梢释放乙酰胆碱，使心肌收缩力减弱，心肌传导速度减慢，心率减慢。

　　将失去神经支配的离体蛙心保持在适宜的理化环境（与其内环境相似的任氏液）中，在一定时间内仍能保持节律性兴奋，产生节律性收缩和舒张。改变灌流液中的离子浓度或加入某些受体激动剂和阻断剂，可以观察到心脏舒缩活动的改变。

　　本实验的目的是学习离体蛙心的灌流方法，并观察 Na^+、K^+、Ca^{2+} 三种离子以及肾上腺素、乙酰胆碱等因素对心脏活动的影响。

【实验对象】

蟾蜍

【试剂与器材】

BL-420N 生物信号采集与处理系统、张力换能器、蛙心夹、铁支架、蛙心插管、玻璃分针、蛙板、蛙类手术器械、滴管、烧杯、棉球、丝线、滑轮；任氏液、0.65% 的 NaCl 溶液，1% 的 KCl 溶液，1% 的 $CaCl_2$ 溶液，3% 乳酸，2.5% 的 $NaHCO_3$，1∶10000 的肾上腺素，1∶10000 乙酰胆碱和 1∶2000 阿托品。

【实验步骤】

　　1. 离体蛙心的制作

　　1）将毁损脑脊髓后的蟾蜍固定在蛙板上，从腹上部正中至两前肢剪开皮肤，打开胸腔，暴露心脏。

　　2）用眼科剪剪开心包膜。

　　3）用蛙心夹夹住心尖部约 2mm。

　　4）蛙心插管：

　　在左、右主动脉干下方穿一线，静脉窦与腔静脉交界处做一结扎，结扎线应尽量下压，以免伤及静脉窦，以免心脏停搏。

　　在总主动脉下穿一线，打活结。左侧主动脉穿一根线并结扎之。在左主动脉干根部向心脏方向剪一"V"形小切口，将装有少量任氏液的蛙心插管从切口处插入动脉圆锥。将蛙心插管与心尖部呈 45 度角，并将插管外旋插入心室。见液面上下波动，心室部可触及插管，即插管已进心室，用备用线结扎血管及插管（图1）。

　　轻轻提起蛙心插管，在结扎线外侧剪断左、右主动脉干及腔静脉，游离蛙心。

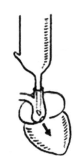

图1　蛙心插管示意图

　　将插管中的血液用新鲜任氏液冲洗干净，直至蛙心插管内任氏液完全清澈。

　　2. 仪器设备的安装连接

1）将蛙心插管用木夹子固定在铁三脚架上。

2）在木夹子的下方，将张力传感器、滑轮固定在铁三脚架上。

3）将夹在蛙心尖上的蛙心夹上的丝线系在张力传感器的簧片小孔上。线的松紧适度。

4）张力传感器与 BL-420N 通道 1 相连。打开循环实验——蛙心灌流，开始实验。

【观察项目】

先记录正常的蛙心搏动曲线（图2），之后按照下列顺序添加药品，观察并记录波形变化。

1. 用 0.65% NaCl 替换任氏液；

2. 在任氏液中滴加 1% $CaCl_2$ 1~2 滴；

3. 在任氏液中滴加 1% KCl 1~2 滴；

4. 在任氏液中滴加 1∶10000 肾上腺素 1~2 滴；

5. 在任氏液中滴加 1∶10000 乙酰胆碱 1~2 滴；

6. 先加入 1∶2000 阿托品，再加入 1∶10000 乙酰胆碱；

7. 在任氏液中滴加 3% 乳酸 1~2 滴；

8. 在任氏液中滴加 2.5% 的 $NaHCO_3$ 1~2 滴。

注意：要等到心跳波形恢复正常以后再开始加药，并且在加药过程中注意肾上腺素跟乙酰胆碱的量。

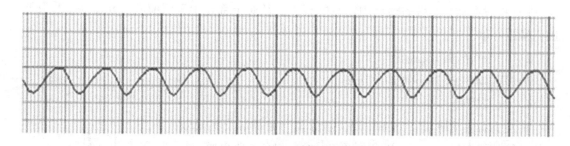

图2　正常蛙心搏动曲线

上图中，曲线的疏密代表心率快慢；曲线的顶点代表心室收缩程度；曲线的基线代表心室舒张程度。

【注意事项】

1. 各药品的滴管分开使用，做好标记，不能混淆。

2. 每次给药前要有正常心搏曲线和给药标记。

3. 药效出现后立即将药吸出，并用任氏液冲洗干净，等心脏搏动恢复正常以后再进行下一项实验。

4. 蛙心插管不要插得太深，防止损伤心脏。

5. 管内液平面应保持一致（用记号笔做好标记）。

【操作难点】

1. 暴露心脏，在左主动脉干下穿线，操作轻柔，避免将动脉弄破；

2. 在左主动脉干上合适的部位剪口，剪得过深，容易将动脉剪破；

3. 蛙心插管时，插管进入动脉圆锥后，将插管稍作后退（因主动脉内有螺旋瓣会阻碍插管前进），并将插管尾端稍向右主动脉方向及腹侧面倾斜，使插管尖端向动脉圆锥的背部后方及心尖方向推进，在心室收缩时经主动脉瓣进入心室。

思考题

1. 为何常用离体蛙心，而不常用离体哺乳动物的心脏做心脏灌流实验？

2. 本实验的优缺点有哪些？如何改进？

参考文献

1. 付锋，张海锋，高峰. 离体心脏灌流系统今昔谈. 生理科学进展，2010，41（3）：238-241.

2. 高兴亚，戚晓红，董榕，李庆平. 机能实验学（第三版）. 北京：科学出版社，2010.9.

3. 王庭槐. 生理学（第三版）. 北京：人民卫生出版社，2015.6.

（郭　姝）

实验三　家兔动脉血压的神经、体液调节及受体机制分析

【实验目的】

1. 学习哺乳类动物动脉血压的直接测量方法。

2. 熟悉外周神经复合动作电位的引导方法。

3. 以动脉血压为指标，观察某些神经、体液因素对家兔心血管活动的影响。

【实验原理】

1. 心血管活动的调节包括神经调节、体液调节和自身调节。

2. 传出神经和体液因素通过作用于心血管组织的相应受体，调节其功能状态，从而达到调节动脉血压的目的。

3. 本实验应用插管法直接测定颈动脉血压（端压），即将动脉插管一端插入颈总动脉，另一端连接压力感受器，感受动脉压力变化并转换为电信号，输入计算机采集系统，记录

血压的变化。

【实验对象】

家兔，体重 2.5 kg 左右，雌雄皆可。

【试剂与器材】

BL-420N 集成化信息化生物信号采集与处理系统，压力换能器，神经引导电极，神经刺激电极，哺乳类动物手术器械，气管插管，动脉插管，静脉插管，动脉夹，三通阀，玻璃分针，兔手术台，注射器（20 ml、10 ml、5 ml、1 ml），头皮输液针，小烧杯，丝线，纱布，棉球等。

25% 乌拉坦溶液，生理盐水，0.5% 肝素生理盐水，医用液状石蜡（38 ~ 40℃），0.001% 乙酰胆碱（ACh）溶液，0.01% 阿托品溶液，0.01% 去甲肾上腺素（NE）溶液，0.01% 肾上腺素（E）溶液，1% 酚妥拉明溶液。

【实验步骤】

1. 称重、麻醉、固定

家兔称重，用 25% 乌拉坦溶液按 4 ml/kg 的剂量由兔耳缘静脉缓慢注射，麻醉不宜太浅，以防动物挣扎而产生肌电干扰。待兔麻醉后，将其仰卧位固定于兔手术台上。

2. 手术

1）气管插管（沿正中线）。

2）分离一侧颈部神经：减压神经，迷走神经（迷走神经颜色白，纤维束粗大；交感神经颜色灰暗，中等粗细；减压神经颜色白，纤维细，与交感神经伴随）。

3）分离两侧颈总动脉，一侧颈总动脉插管（未分离神经侧）（事先连接压力换能器，内注满肝素，不应有气泡）。

4）分离一侧颈外静脉/股静脉，静脉插管（管内注满肝素），再推注肝素 2~3 ml。

3. 仪器准备

打开计算机，进入 BL-420N 生物信号采集与分析系统，点击"实验项目"，选择"减压神经放电、电压、心电同步实验"实验模块。压力换能器由通道 2 输入接口，连接计算机。记录减压神经放电时，输入接口通道 1 连接神经放电记录电极。进行神经刺激实验时，刺激输出端接神经刺激电极。

【观察项目】

实验一：神经反射对血压的调节

1. 记录正常减压神经放电波形（为先大后小的三角形群集放电，节律与心律同步，幅度随血压高低而变化)。

2. 夹闭未插管侧颈总动脉15s，观察血压变化。

3. 电刺激减压神经：先用刺激电极间断刺激完整的一侧减压神经（3～5V、20Hz、周期50ms），观察血压变化。然后在神经游离段（应有1.5～2cm长）的中部作双重结扎，在两结扎线的中间剪断减压神经，以同样的刺激参数分别刺激其中枢端和外周端，观察血压变化。

4. 电刺激迷走神经：双重结扎一侧（非动脉插管侧）迷走神经并剪断，间断电刺激迷走神经外周端和中枢端（5～10V、20Hz、周期50ms），记录血压变化。

实验二：体液（药物）因素对血压的影响

1. 记录正常（对照）血压曲线。

2. 0.001%乙酰胆碱（0.1ml/kg）缓慢iv，记录血压，在血压明显变化时停药。

3. 0.01%阿托品（0.1ml/kg）iv，待基本恢复后（1～2分钟）乙酰胆碱（0.1ml/kg）iv，记录血压。

4. 0.01%肾上腺素（0.2ml/kg）iv，记录血压。

5. 0.01%去甲肾上腺素（0.2ml/kg）iv，记录血压。

6. 1%酚妥拉明（0.2ml/kg）缓慢iv，记录血压；1分钟后再先后给予肾上腺素，去甲肾上腺素，记录血压。

【注意事项】

1. 麻醉深度应适宜，过浅动物挣扎，过深则反射不灵敏。

2. 打开颈动脉鞘之前先确认减压神经并穿线备用；不要过度牵拉神经，特别是减压神经，注意滴加石蜡油保护神经，防止其干燥。

3. 记录减压神经放电时要把其搁置在悬空的引导电极上，接触要良好。引导电极不要触及其它组织。

4. 动脉插管要扎紧，与血管平行，防止脱离或戳穿血管。确定无漏血后，放开动脉夹。测压系统管道内不能有较大的气泡。

5. 每项处理要同时做实验标记。每次实验后，应等血压基本恢复并稳定后，再进行下一项实验。

6. 每次给药后立即再推注NS 1ml，将插管内药液注入体内。待血压恢复原水平或平稳后，再给下一药物。降压药要慢推。

思考题

1. 实验报告中讨论各项实验结果，分析各实验因素引起动脉血压变化的机制。

2. 通过实验，分析讨论胆碱能、肾上腺素能神经递质及受体分类与功能的关系。

3. 何为肾上腺素升压作用的翻转？

4. 刺激减压神经中枢端和迷走神经外周端对血压的影响有何不同。为什么？

5. 有无更好的实验方法来验证某种作用？如果要你重新设计这个实验，你会做哪些调整？请说明理由。

（于晓丽）

实验四　呼吸运动的调节

【实验目的】

1. 学习记录呼吸运动的方法。
   A. 张力传感法
   B. 胸膜腔插管法
2. 观察多种因素对呼吸运动的影响及迷走神经在呼吸运动中的作用。

【实验原理】

呼吸运动是呼吸中枢节律性活动的反映。在不同生理状态下，呼吸运动所发生的适应性变化有赖于神经系统的反射性调节，其中较为重要的有呼吸中枢、肺牵张反射以及外周化学感受器的反射性调节。因此，体内外各种刺激，可以直接作用于中枢部位或通过不同的感受器反射性地影响呼吸运动。

张力传感法：在胸骨剑突处用缝针勾住胸骨下端，将线穿过，将另一端与肌肉张力换能器连接，记录呼吸运动曲线。

胸膜腔插管法：将胸腔插管插入胸膜腔，插管另一端与压力传感器相连，通过呼吸运动过程中胸腔负压的变化，记录呼吸运动曲线。

【实验对象】

家兔，2～3 kg，雄性。

【试剂与器材】

RM6240 生物信号处理系统、计算机、张力换能器、压力换能器、哺乳动物手术器械一套；兔解剖台；Y 形气管插管 1 只；注射器；50cm 长的橡皮管 1 条；胸膜腔插管；纱布；手术缝线；生理盐水，3% 乳酸溶液，25% 乌拉坦。

【实验步骤】

1. 张力传感法

（1）麻醉与固定：25% 乌拉坦（4ml/kg 体重）耳缘静脉麻醉；麻醉后将其仰卧位

固定。

（2）颈部手术：

a. 气管插管（倒 T 形切口，甲状软骨下 3~4 或 4~5 气管环之间；插管斜面向上）；

b. 分离双侧迷走神经，穿线备用。

（3）胸部手术：于胸骨下缘剑突部位去除毛发，将连接张力换能器的金属小钩刺入皮下勾住剑突，观察电脑屏幕波形调节绳子至适当张力。

（4）仪器设备的安装连接：

1）将张力传感器固定在铁三脚架上。

2）将系在剑突的丝线的另一端系在张力传感器的簧片小孔上。线的松紧适度。

3）打开 BL-420N，实验项目中选择"呼吸运动的调节"。

2. 胸膜腔插管法

在家兔的胸部进行切口，切口位置在右侧胸部第五肋间，胸骨右侧旁开 4~6cm，沿肋骨走行方向切口长 2cm。将连接与压力传感器（内含空气）的胸膜腔插管从肋间插入胸腔，插管与胸壁呈 45 度斜角。

【观察项目】

记录正常呼吸的曲线（呼吸幅度和频率），按照下列顺序进行实验处理，观察并且记录波形变化。

1. 增大无效腔：气管插管接 1 米长乳胶管。

2. 改变血液 pH：耳缘静脉静脉注射 3% 乳酸溶液 1~2ml。

3. 肺牵张反射：气管内注射或抽出空气。

a. 肺扩张反射：将 20ml 注射器连于气管插管一侧的橡皮管上，抽气 20ml 备用，在吸气之末用手指堵住气管插管另一侧的同时向肺内注入 20ml 空气；

b. 肺萎陷反射：在呼气之末用手指堵住气管插管另一侧的同时抽出肺内空气。

4. 剪断迷走神经观察呼吸运动的变化，重复第 3 项。先剪断一侧，然后剪断另一侧。

5. 刺激迷走神经中枢端：剪断迷走神经，进行连续单刺激，波宽 0.4ms，频率 30Hz，强度 0.5V。

注：所有新的处理因素给予前都要等待呼吸曲线恢复平稳之后。

【注意事项】

1. 麻醉动物：缓慢注射，注意观察家兔的呼吸情况和对刺激反应。

2. 用缝合针刺入皮下勾住剑突时，避免进针过深，以防刺破胸膜腔导致气胸。

3. 每次给予处理时前后均要有一段正常的呼吸曲线作为对照；注意每次处理时均应做上处理因素的标记。

4. 使用注射器进行肺牵张反射时，要在吸气末打入气体或者在呼气末抽出气体。

思考题

1. 为什么通过胸腔插管可以记录呼吸运动？

2. 比较观察项目中的第 3、第 4 和第 5 项，即肺牵张实验跟切断迷走神经，以及刺激迷走神经中枢端对呼吸运动的影响。

参考文献

1. 董晓青. 家兔呼吸运动调节与实验性呼吸衰竭设计性实验初探. 医学教育探索，2010，7：93 - 94.

2. 龚永生，陈醒言. 医学机能实验学. 北京：高等教育出版社，2012. 1.

3. 王庭槐. 生理学（第三版）. 北京：人民卫生出版社，2015. 6.

（郭　姝）

实验五　尿生成的调节

【实验目的】

1. 掌握动物尿液引流技术及记滴方法。

2. 观察各种因素对尿生成的影响，并分析其相应的作用机制。

【实验原理】

肾脏的主要功能是生成尿。尿的生成包括三个过程：肾小球的滤过、肾小管与集合管的重吸收、肾小管与集合管的分泌和排泄。凡影响以上过程的因素（特别是滤过和重吸收）均可引起尿量的改变。本实验以尿量的大小为指标观察不同因素对尿生成的影响。

【实验对象】

家兔，2 ~ 3 kg。

【试剂与器材】

BL-420N 生物信号采集与处理系统，计算机，兔解剖台，哺乳动物手术器械一套，头皮针，Y 形气管插管，动脉夹，颈动脉插管，股动脉和股静脉插管、输尿管插管，压力换能器，记滴器，电刺激器，玻璃分针，注射器（1ml、5ml、20ml），静脉输液器一套，恒温水浴锅、纱布。

生理盐水、1% 肝素生理盐水、25% 的氨基甲酸乙酯（乌拉坦）、50% 葡萄糖、垂体后叶素、呋喃苯胺酸（速尿）、1/10 000 去甲肾上腺素。

【实验步骤】

1、麻醉与固定

称重，25% 乌拉坦（4ml/kg 体重）耳缘静脉麻醉；麻醉后将其仰卧位固定。

2、颈部手术

    a. 气管插管（倒 T 形切口，甲状软骨下 3 ~ 4 或 4 ~ 5 气管环之间；插管斜面向上）；

    b. 分离左侧颈总动脉，行颈总动脉插管，连接张力换能器记录血压；

    c. 分离右侧迷走神经，穿线备用。

3、腹部手术

耻骨联合上方做 5cm 长的皮肤切口，沿腹白线切开腹壁，将膀胱轻轻翻出腹腔外，暴露膀胱三角，在膀胱底部找出两侧输尿管，并将输尿管与周围组织轻轻分离，避免出血，在每侧输尿管下方各穿 2 条线；首先用 1 条线把一侧输尿管的近膀胱端结扎，在结扎处上部剪一 "V" 形切口，向肾脏方向插入充满生理盐水的输尿管插管，用另 1 条线把输尿管及插管扎紧，按上述方法将另一侧输尿管进行插管并结扎固定；可看到尿液从插管中慢慢地逐滴流出。

用线把双侧输尿管插管的开口端并在一起连接记滴器的玻管内，记滴装置连接通道 2 记录。手术完毕后用温热的生理盐水纱布将腹部切口盖住，以保持腹腔内温度和湿度。

4、股部手术

剪去腹股沟部位的兔毛，先用手指感触股动脉搏动，已明确股部血管位置，沿血管走行方向切开皮肤 3 ~ 5cm。利用止血钳顺血管走行方向钝性分离筋膜和肌肉，暴露股动脉和股静脉。一般股动脉在背外侧，可被股静脉掩盖，呈粉红色，壁较厚，有搏动；股静脉在股动脉腹内侧，紫蓝色，壁较厚，较粗。用玻璃分针顺血管方向轻轻划开神经、血管鞘和血管之间结缔组织，游离股动脉或股静脉约 2 ~ 2.5cm，并在其下方穿过两根丝线备用，将充满肝素生理盐水的导管插入血管并固定，以防导管滑脱。

股动脉插管用于放血，股静脉插管用于静脉给药。

5、记录方法

选择实验项目模块：泌尿系统实验

一通道：记录血压

受滴：记录尿滴

【观察项目】

依次进行下列实验项目，注意每项实验前都要记录血压和尿量作为对照：

1. 记录正常的血压和尿量 。

2. 耳缘静脉/股静脉注入 38℃生理盐水 20ml，观察血压和尿量有何变化。

3. 耳缘静脉/股静脉注射 1 : 10000（g/ml）去甲肾上腺素 0.3～0.5ml。

4. 耳缘静脉/股静脉注射 38℃ 20% 葡萄糖溶液 5～10ml。

5. 耳缘静脉/股静脉注射垂体后叶素 3～5 国际单位，观察尿量有何变化。

6. 耳缘静脉/股静脉注射呋喃苯胺酸（速尿）5mg/kg 体重，观察尿量有何变化。

7. 剪断并电刺激迷走神经外周端（中等强度间断脉冲电刺激：连续刺激，延时 10～20ms，强度 1.5V，波宽 1.0～5.0ms，波间隔 10～30ms，串长 1 个），使血压维持在低水平 40～50mmHg，观察尿量的变化。

8. 股动脉放血，使血压降到 50mmHg 以下，观察尿量的变化。

9. 通过耳缘静脉/股静脉迅速回输血液或补充 38℃ 生理盐水，使血压上升，观察尿量的变化。

【注意事项】

1. 为保证家兔在实验中有充分的尿液排出，实验前应给家兔多喂青菜，增加饮水，以增加基础尿量。

2. 麻醉药需缓慢注射，注意观察家兔的呼吸情况和对刺激反应，以免家兔麻醉死亡。

3. 保护耳缘静脉：静脉注射尽量从耳缘静脉远心端开始，逐步向近心端移行。

4. 防止手术创面过大，动作过重，以免造成基础血压过低，出现排尿困难，甚至无尿。

5. 保证输尿管通畅，输尿管插管防止出血及插入夹层。

6. 每一项处理因素前，要求记录完整对照。等前一项影响因素基本消失、血压和尿量基本恢复后，再进行下一项目的操作。实验项目顺序可根据实验情况调整。

7. 实验顺序的安排是：在尿量增多的基础上进行尿量减少的实验项目；在尿量减少的基础上进行促进尿生成的实验项目。如果插管后无尿，可先进行葡萄糖实验。

8. 由于家兔实验一般在寒冷的冬季，要注意动物的保温。

思考题

1. 在本实验中，哪些因素影响肾小球滤过？哪些因素影响肾小管和集合管的重吸收和分泌？

2. 电刺激迷走神经外周端观察尿量变化时，应注意什么？

3. 全身动脉血压升高，尿量是否一定增加；血压降低，尿量是否一定减少？为什么？

参考文献

1. 胡还忠. 医学机能学实验教程（第三版）. 北京：科学出版社，2010. 1.

2. 王庭槐. 生理学（第三版）. 北京：人民卫生出版社，2015.

（闫　莉）

实验六　豚鼠耳蜗微音器电位

【实验目的】

1. 学习豚鼠微音器电位的记录方法。
2. 观察耳蜗微音器电位和听神经动作电位的特征及关系。

【实验原理】

耳蜗是听觉系统的感音换能部位，当受到声音刺激时，能如同微音器那样，将声波振动的机械能转变为电能（电信号），见图1。耳蜗的这一换能作用被称为微音器效应（microphonic effect）。转换而来的电位变化，称为微音器电位（cochlear microphonic potential，CM）。微音器电位不符合"全或无"定律，没有潜伏期和不应期，也不易产生疲劳和适应。在一定的刺激强度范围内，微音器电位的振幅随刺激强度的增加而增大。在温度下降、深度麻醉、甚至动物死亡后半小时内，CM仍可出现。

听神经复合动作电位是继微音器电位后出现的一组双相电位波动，是行波在从耳蜗底部向顶部运动过程所有听神经纤维放电的总和，所以是复合动作电位。听神经复合动作电位也不符合"全或无"定律，其振幅与刺激强度有关，在一定的刺激强度范围内，振幅随刺激强度的增加而增大，但与声音位相无关。

将引导电极放在豚鼠内耳圆窗附近，用短声刺激，能获得CM，同时可记录到耳蜗神经动作电位，它出现于CM之后，一般可见2～3个负波（N1、N2、N3），见图2。这些负波可能是神经纤维的动作电位同步化结果，电位的大小能反映被兴奋的神经纤维数目的多寡。

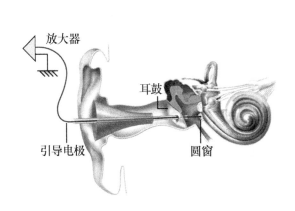

图1　耳蜗微音器电位检测的基本原理

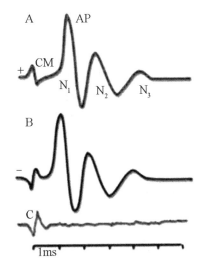

图2　由短声刺激引起的微音器电位和听神经动作电位

【实验对象】

豚鼠，体重 250～300 g，耳廓反射阳性，雌雄不限。

【试剂与器材】

BL-420N 信号采集与处理系统，小动物手术器械一套，扬声器，引导电极（银丝–银球电极和涂有绝缘漆的针灸针），参考电极（针灸针），接地电极，砂纸，钟表镊，10ml 注射器，25%氨基甲酸乙酯（乌拉坦），纱布，棉花。

【实验步骤】

1. 25%乌拉坦（1g/kg 体重），腹腔注射麻醉。

2. 沿耳廓后缘切开皮肤 1.5～2cm。

3. 用手术刀刮出颞骨乳突表面肌肉和其它组织，显露出乳突和部分颅骨。乳突在枕骨粗隆下方 1.5cm 左右，外耳道开口后方约 0.5cm 处。

4. 用钟表镊在乳突部平钻一小孔，用止血钳将该孔扩大至直径 3～4mm。此处骨质很薄，切勿用力过猛而插入骨室过深，伤及耳蜗。

5. 借助灯光通过小孔可看到鼓室内耳蜗底转上前方的圆窗。耳蜗呈淡黄色，壁上有细的血管走行。

6. 将银球电极球端 2～3mm 处折弯约 45 度角。然后将球端送入鼓室，贴在圆窗膜上。

7. 将输入导线的红色夹子接银球电极，绿色和黑色夹切口皮肤。另一端接 BL-420N 信号记录系统通道 1。选实验项目感官实验，耳蜗生物电活动。开始实验。

【观察项目】

1. 用刺激器输出接耳机，将一个耳塞插入同一耳朵的外耳道，给予短声刺激，观察显示上微音器电位和听神经动作电位。

2. 改变刺激强度和极性（刺激波倒相）观察微音器电位和听神经动作电位相位有无变化。

3. 对外耳道发高调音、低调音、强音、弱音，观察显示屏上微音器电位和听神经动作电位的变化。

4. 对着豚鼠耳朵唱歌、说话，听扬声器声音的变化。

【注意事项】

1. 麻药过量，会影响听神经动作电位的记录。故应注意麻药的剂量。

2. 实验操作中，应防止血液和渗出液流入鼓室。

3. 放置银丝电极时动作要轻柔，切勿将圆窗膜弄破，影响实验结果。

4. 防止电极滑出。

思考题

1. 微音器电位与听神经动作电位各有何特点？

2. 请结合本次实验结果分别标记处微音器电位和听神经动作电位，二者如何区分？

参考文献

1. 王庭槐. 生理学（第三版）. 北京：人民卫生出版社，2015.6.

2. 高兴亚，戚晓红，董榕，李庆平. 机能实验学（第三版）. 北京：科学出版社，2010.9.

（闫　莉）

实验七　家兔大脑皮层诱发电位：皮层机能定位

【实验目的】

1. 学习哺乳动物的开颅方法。

2. 观察大脑皮层运动区的刺激效应。

【实验原理】

大脑皮层运动区是躯体运动机能的最高级中枢，电刺激该区的不同部位，可以引起躯体不同部位的肌肉运动。本实验观察电刺激家兔大脑皮层不同区域所引起的躯体运动效应，了解皮层运动区功能定位特点。

【实验对象】

家兔，2~3 kg。

【试剂与器材】

BL-420N 生物信号采集与处理系统，计算机，兔解剖台，哺乳动物手术器械一套，头皮针，咬骨钳，骨钻，银丝电极（双电极），石蜡油，25% 氨基甲酸乙酯（乌拉坦），棉球，温热生理盐水，3% 过氧化氢。

【实验步骤】

1. 取一只家兔，耳缘静脉注射氨基甲酸乙酯（1g/kg 体重），将其麻醉后腹位固定于手术台上。剪毛剪将头顶部被毛剪去，再用手术刀由眉骨至枕骨部纵向切开皮肤，沿中线切开骨膜。用手术刀柄自切口处向两侧剖开骨膜，暴露额骨和顶骨。用骨钻在一侧的顶骨上开孔（勿伤及脑组织）后，将咬骨钳小心伸入孔内，自孔处向四周咬骨以扩展创口。向前开颅至额骨前部，向后开至顶骨后部及人字缝之前（切勿掀动人字缝之前的顶骨，以免出血不止）。按开颅区域，暴露双侧大脑半球。

2. 用眼科剪小心剪开脑膜，暴露脑组织。将温热生理盐水浸湿的薄棉片盖在裸露的大脑皮层上（或滴几滴石蜡油）防止干燥。手术完毕后，将固定动物的绳索放松。

【观察项目】

放松动物四肢，用棉球吸干脑表面的液体，银球电极固定在头部切开的皮肤上，先用刺激电极接触皮下肌肉，调节刺激强度。以引起肌肉收缩的最小刺激强度及 $25 \sim 30Hz$ 的频率刺激大脑皮层的不同区域，观察躯体肌肉活动的反应。绘出大脑半球背面的轮廓图，标出躯体肌肉运动的代表区域。

【注意事项】

1. 动物麻醉既不宜过深，也不宜过浅，呈中等麻醉状态。本实验的理想麻醉状态：动物瞳孔扩大，夹脚趾反应引起的屈肌反射减弱，角膜反射明显减弱而不是完全消失。

2. 如果动物呼吸顺畅，无需进行气管插管。一旦动物出现呼吸困难，则立即气管插管。

3. 刺激大脑皮层引起的骨骼肌收缩有较长的潜伏期，每次刺激应持续 $5 \sim 10s$ 才能确定有无反应。

思考题

根据实验结果，说明大脑皮层运动区的机能特征。

参考文献

1. 胡还忠. 医学机能学实验教程（第三版）. 北京：科学出版社，2010. 1.
2. 王庭槐. 生理学（第三版）. 北京：人民卫生出版社，2015.

（郭　姝）

实验八　戊巴比妥钠的 ED_{50} 和 LD_{50} 的测定

【实验目的】

1. 学习整体动物质反应的实验方法。

2. 学习实验动物常用的分组和编号方法。

3. 学习 ED_{50} 和 LD_{50} 的实验和计算方法。

【实验原理】

药物的剂量（或浓度）与效应之间的关系称为量效关系。药理效应按性质可分为量反应和质反应两种。质反应的量效曲线如果按照药物剂量（或浓度）增加的累计阳性反应百分率作图，则可得到典型 S 形曲线。在这一曲线上，50% 阳性反应率所相当的横坐标即为半数有效量（ED_{50}）。

半数有效量（ED_{50}），在一群动物中引起半数（50%）的实验动物出现阳性反应的剂量。

半数致死量（LD_{50}），在一群动物中引起半数（50%）的实验动物死亡的剂量。

治疗指数（TI）＝ LD50/ED50，表示药物的安全性。

ED_{50} 和 LD_{50} 均为药物药效的重要参数，能适当地标志该药物的疗效和毒理水平，是新药研究或质量考查的重要指标。两者测定的原理和方法基本一致，只是所观察的指标不同，前者以药效为指标，后者是阳性反应率的一种特例，以动物死亡为指标。

【实验对象】

昆明种小鼠，体重 18～22g，共 50 只，雌雄各半。

【试剂与器材】

1. 药品：戊巴比妥钠（浓度系列），苦味酸溶液。

2. 器材：天平 1 台，1ml 注射器和 $5^{1/2}$ 针头各 2 支，鼠箱 1 只、鼠缸 7～8 只。

【实验步骤】

一、戊巴比妥钠的 ED_{50} 测定

1. 摸索剂量范围和求得公比 r 值

为节省时间，此步骤由指导老师在实验前以少量动物做预实验进行。预实验的目的是获得小鼠对戊巴比妥钠催眠反应率为 0%（或接近数）的药物剂量（最小剂量 dmin）和反应率为 100%（或接近数）的药物剂量（最大剂量 dmax）。一般用 3～5 只小鼠为 1 组。根据已有资料，估计试用药物的作用大小，确定最小剂量。如一次摸索不合适，可上调或下调剂量，直至接近 0～20% 和 80%～100% 阳性反应时为止。然后在此剂量范围内，按等比数列分成几个组（一般分为 4～8 组），按下式求出各组剂量的公比 r 值：

即
$$r = {}^{(n-1)}\sqrt{\dfrac{D_{max}}{D_{min}}}$$

如 n = 5，分别计算出各组应注射的剂量，见下表：

Group No.	1	2	3	4	5
Dose	dmin	$R \cdot dmin$	$r^2 \cdot dmin$	$r^3 \cdot dmin$	$r^4 \cdot dmin$（即 dmax）

2. 分组编号

取 25 只雄性小鼠和 25 只雌性小鼠。按随机的原则进行各组，分为 5 组，每组 10 只，雌雄各半。分组时用苦味酸溶液把小鼠编号并记录。

3. 给药观察

给药：本实验为腹腔注射。为给药方便起见，把药物配成 5 个系列浓度，使每 10g 小鼠体重注射药物为 0.2ml。例如：dmax 组的剂量为 45mg/kg（药物量/鼠重），则 0.45mg/10g 体重，如给 0.2ml/10g 鼠重，则含 0.45mg/0.2ml，225mg/100ml，即配成 0.225% 浓度。

观察：以翻正反射消失为入睡指标，观察戊巴比妥钠的催眠效应。阳性反应以小鼠翻正反射消失持续 1 分钟为标准。记录各组给药 20 分钟内出现阳性反应的鼠数，填入下表。

4. 记录

按下表记录实验结果

组别（N）	小鼠数（n）	剂量 d（mg/kg）	log d（x）	阳性反应数	阳性率
1	10				
2	10				
3	10				
4	10				
5	10				

5. 计算戊巴比妥钠的 ED_{50} 及 95% 可信限

（1）Bliss 法（微机）

（2）简单概率单位法（计算器或公式）

（3）寇氏法（公式法）

具体计算方法参考附 1。

二、戊巴比妥钠的 LD_{50} 测定

LD_{50} 的测定原理和方法与 ED_{50} 测定基本相同，区别在于测定 LD_{50} 的观察指标是死亡，是阳性反应率的一种特例。实验由老师在课前完成，按下表数据计算戊巴比妥钠的 LD_{50} 及 95% 可信限。

组别（N）	小鼠数（n）	剂量 d（mg/kg）	log d（x）	阳性反应数	阳性率
1	10	76.8		1	
2	10	96		3	
3	10	120		5	
4	10	150		7	
5	10	187		10	

【注意事项】

小鼠在给药后有一个兴奋阶段，乱跑乱撞。小鼠临入睡时如有震动或响声就会使其清醒。因此，实验时要保持安静，减少碰撞，减少过多翻动。

思考题

1. ED_{50}、LD_{50} 和 TI 分别代表什么意义？

2. 分析本组实验结果、实验中出现的问题和解决办法、本次实验成功或失败的原因。

参考文献

1. 陈建国，吕延杰. 药理学实验指导（八年制配教）. 人民卫生出版社，2016.03.

【附 1】 ED_{50} 和 LD_{50} **的计算方法：**

ED_{50}、LD_{50} 计算的方法很多，如 Bliss 法、简单概率单位法、寇氏法、孙氏改良寇氏法和序贯法等。这些方法各有特点，实验设计也不完全相同。下面以 LD_{50} 计算为例进行介绍。

1. Bliss 法

Bliss（1934 年）发现把反应率转换成一种数字函数称概率单位（probit）时，则它和对数剂量的关系就成一条直线了。Bliss 利用此直线关系，再加权重反复计算求出回归直线方程式，用于计算死亡率的剂量。

计算公式：

$$m = \bar{x} + (5 - \bar{y}) \div b$$
$$\sigma m = \{[n^2(m - \bar{x})^2 + D] \div (nb^2 D)\}1/2$$
$$\log 95\% \text{可信限} = m \pm 1.96 \times \sigma m$$

m：代表当 y = 5（与 50% 死亡率相对应的概率单位）时的 x 值，$m = \log LD_{50}$

$\bar{x}$ 和 $\bar{y}$：分别代表变量 x 和 y 的平均数。

x 和 y：分别代表药物剂量的对数和概率单位。

b：代表 y 倚 x 的回归系数，

$$b = \left[n\left(\sum xywf \right) - \left(\sum xwf \right)\left(\sum ywf \right) \right] \div D$$

$$D = n \sum x^2 wf - \left(\sum xwf \right)^2$$

$$n = \sum wf,\ f\ 代表各组动物数$$

$$\bar{x} = \frac{1}{n} \sum xwf,\quad \bar{y} = \frac{1}{n} \sum ywf,$$

w：代表权重系数

σm：代表 m 的标准误。

概率单位和权重系数查附表 1 和附表 2。

可采用下表程序分别计算出各种数据：

数据来源（1）	D（2）	b（3）	m（4）	nb^2D（5）	σm（6）

本法特点是数理根据严密精确，适应性强，可求得任何死亡率的剂量。不仅适用于常规设计，也适用于各组动物数不等、剂量对数值不等距等特殊情况。缺点是计算过繁，过去很少被采用。目前，由于电脑普及，利用现成软件，计算困难已被解决。因此，《新药审批办法》中有所推荐。实验室 BL-420N 生物信号采集与处理系统的药理分析工具箱中带有该分析软件。

2. 简单概率单位法

即简化回归法。本法是在 Bliss 法的基础上，省略加权简化而成。提出者认为，如果实验设计符合下列条件，省略加权后对结果的精确性影响不大。

（1）剂量按等比级数排列。

（2）剂量间比例要求以 1：0.7～0.8 为宜，如大于 1：0.7（即 1.43），则误差增大。各组动物相等或相差很少。

（3）一半组的死亡率 >50%，约一半组 <50%，最好不出现 0% 或 100%，即实验组基本对称。

经过预试，要满足上述条件并不困难。

计算公式：

用两个剂量组时：

$$LD_k = lg^{-1} \left[\frac{i\left(y_k - y_1 \right)}{y_2 - y_1} + \frac{i}{2} + x_1 \right] = lg^{-1} X_k$$

$$Sx_k = \frac{i}{\left(y_2 - y_1 \right)^2} \sqrt{\frac{4\left(y_k - y_1 \right)^2 + \left(y_2 - y_1 \right)^2}{\sum W}}$$

用三个剂量组时:

$$LD_k = lg^{-1} \left[\frac{2i \ (y_k - \bar{y})}{y_3 - y_1} + x_2 \right] = lg^{-1} X_k$$

$$Sx_k = \frac{2i}{(y_3 - y_1)^2} \sqrt{\frac{6 \ (y_k - \bar{y})^2 + \ (y_3 - y_1)^2}{\sum W}}$$

用四个剂量组时:

$$LD_k = lg^{-1} \left[\frac{10 \ (y_k - \bar{y})}{3 \ (y_4 - y_1) + \ (y_3 - y_2)} + \frac{i}{2} + x_2 \right]$$

$$Sx_k = \frac{10i}{[3 \ (y_4 - y_1) + \ (y_3 - y_2)]^2} \sqrt{\frac{80 \ (y_k - \bar{y})^2 + \ [3 \ (y_4 - y_1) + \ (y_3 - y_2)]^2}{\sum W}}$$

用五个剂量组时:

$$LD_k = lg^{-1} \left[\frac{10i \ (y_k - \bar{y})}{2 \ (y_5 - y_1) + \ (y_4 - y_2)} + x_3 \right]$$

$$Sx_k = \frac{10i}{[2 \ (y_5 - y_1) + \ (y_4 - y_2)]^2} \sqrt{\frac{50 \ (y_k - \bar{y})^2 + \ [2 \ (y_5 - y_1) + \ (y_4 - y_2)]^2}{\sum W}}$$

LD_k 的可信限 = lg^{-1} $(X_k + 1.96 \ Sx_k)$ $(P = 0.95)$;

LD_k 的平均可信限率 = LD_k 高限 – LD_k 低限/$2LD_k$ $(P = 0.95)$

式中,x_1、x_2、x_3:为剂量的对数,从小剂量到大剂量。

P_1、P_2、P_3:为各剂量组的反应率。

y_1、y_2、y_3:为各剂量组的反应率转换成的概率单位数。

Wc:为权重系数。

W:为权重 = $Wc \times n$ = 权重系数(Wc)×各组动物数(n)

i:为剂量间比值的对数。

本法在求得死亡率的对应剂量并估计其误差时计算方便,但是计算误差时仍需用"权重"。

实验者可把实验数据列入下表,按次序计算:

组别(N)	鼠数(n)	剂量(d)	log d(x)	死亡率(P)	概率单位(y)	权重系数(Wc)	权重(W)
1							
2							
3							
4							
5							
N =	n =		$\sum y$ =			$\sum W$ =	

注:可用能计算回归直线方程式的计算器,根据 y = a + bx,分别把 x 和 y 的变量输入计算器,求得死亡率的剂量。但是计算误差时仍需要简单概率单位法公式。

3. 寇氏法

由 Karber 于 1931 年提出，根据面积法的原理而推出的计算公式。

计算公式：

$$LogLD_{50} = x_k - \frac{1}{2}(P_1 + P_2)i$$

P_1，P_2，P_3……P_k：为各组死亡率，以小数表示。

x_k：为最大剂量的对数值。

i：为公比 r 的对数值，$i = \log \dfrac{d_2}{d_1} = x_2 - x_1$

$$LD_{50}\text{的标准误}（Sx_{50}）= i\sqrt{\frac{\sum P - \sum P^2}{n}}$$

n：为每个剂量组的动物数，如各组动物数不等，则不能用此式，而应各组分别计算，再求总和。

LD_{50}平均可信限：

$$LD_{50} \pm 4.5 \times Sx_{50} \times LD_{50}（P = 0.95）$$
$$LD_{50} \pm 5.9 \times Sx_{50} \times LD_{50}（P = 0.99）$$

本法要求以最低剂量对应的死亡率接近 0%、最大剂量对应的死亡率接近 100% 为条件。实验组不能太少，如果 $P_k < 80\%$、$P_1 > 20\%$、中间反应各点不对称，结果误差就会较大。经过预试，上述条件也不难达到。

本法的优点是计算简单。缺点是只能计算 LD_{50}，不能得到其他死亡率的剂量。

实验者可把实验数据列入下表按次序计算。

组别（N）	鼠数（n）	剂量（d）	log d（x）	阳性反应数	阳性反应率		
					%	P	P²
1							
2							
3							
4							
5							
·							
·							
·							
i = logr			$\sum P =$				$\sum P^2 =$

4. 其他方法

（1）目测画图法，用概率原理制成概率图纸，做完实验后可用剂量（x 轴）和反应率（y 轴）直接作图（附图纸）。从图上直接找出 LD_{50}，亦可估计误差。优点是使用方便、直观。缺点是必须有这样的图纸（现在很难买到），而且常因实验者的主观因素而使同一数据估计出不同的结果。

（2）序贯法，优点是节省动物，缺点是不能很好估计误差，且不适于动物反应表现较慢的药物，恰恰大多数药物的作用又不能很快表达出来。因此，它的用途大受限制。

（3）孙氏改良寇氏法，1963 年孙瑞元简化并改进了寇氏法，又综合了 Bliss 法的特点，提出了较为简捷实用又较准确的计算方法，曾被普遍采用。现因计算机普及和《新药评审办法》推荐 Bliss 法后，也很少用。这里不作详细介绍。

5. 实验结果处理方法

举例——敌百虫 LD_{50} 的测定　临用前将敌百虫配成 2％ 溶液（20mg/ml）备用。初试 0～100％ 死亡剂量在 0.3～0.9g/kg。

现设 5 组，最小剂量 300mg/kg，最大剂量 900 mg/kg，中间按等比级数安排。每个剂量组 10 只小鼠，分别称重、编号、记录性别，按体重算好应给药量，ip，记录给药时间、出现反应时间和结果，将实验结果整理如下。

组别（N）	动物数（n）	剂量（mg/kg）	死亡数	死亡率
1	10	300	1	0.1
2	10	395	2	0.2
3	10	519	4	0.4
4	10	684	6	0.6
5	10	899	9	0.9

（1）Bliss 法

采用现成软件，调用 Bliss 法程序，按指令顺序输入下列数据：组数、第一组剂量、动物数、死亡数、第二组剂量、动物数、死亡数……逐组输入，即可得到各死亡率的药物剂量和 95％ 可信限。本例的 LD_{50} 为 568 mg/kg，95％ 可信限为 470～713 mg/kg。

（2）简单概率单位法

把实验结果整理成下表

组别 （N）	鼠数 （n）	剂量 （d）	log d （x）	死亡数	死亡率 （P）	概率单位 （y）	权重系数 （Wc）	权重 （W）	备注
1	10	300	2.4771	1	0.1	3.72	0.343	3.43	i = 0.1192
2	10	395	2.5966	2	0.2	4.16	0.490	4.90	
3	10	519	2.7152	4	0.4	4.75	0.622	6.22	W = Wc × n
4	10	684	2.8351	6	0.6	5.25	0.622	6.22	
5	10	899	2.9538	9	0.9	6.28	0.343	3.43	
					$\sum y = 24.16$			$\sum W = 24.20$	

已知：$i = 0.1192$，$y_1 = 3.72$，$y_2 = 4.16$，$y_3 = 4.75$，$y_4 = 5.25$，$y_5 = 6.28$，$\bar{y} = \dfrac{\sum y}{n} =$ 4.832，$y_k = 50\%$ 概率单位 $= 5$，$x_3 = 2.7152$

代入公式（采用五个剂量组公式）：

$$LD_k = \lg^{-1}\left[\frac{10 \times 0.1192 \times (5 - 4.832)}{2(6.28 - 3.72) + (5.25 - 4.16)} + 2.7152\right]$$

$$= \lg^{-1}\left[\frac{10 \times 0.1192 \times 0.168}{5.12 + 1.09} + 2.7152\right]$$

$$= \lg^{-1}\left[\frac{0.2003}{6.21} + 2.7152\right]$$

$$= \lg^{-1}2.747$$

$$= 559 \text{ mg/kg}$$

$$Sx_k = \frac{10 \times 0.1192}{[2(6.28 - 3.72) + (5.25 - 4.16)]^2} \times$$

$$\sqrt{\frac{50(5 - 4.832)^2 + [2(6.28 - 3.72) + (5.25 - 4.16)]^2}{24.2}}$$

$$= \frac{1.192}{[5.12 + 1.09]^2}\sqrt{\frac{1.4112 + [5.12 + 1.09]^2}{24.2}}$$

$$= \frac{1.192}{38.5641}\sqrt{\frac{1.4112 + 38.5641}{24.2}}$$

$$= \frac{1.192}{38.5641} \times 1.285$$

$$= 0.0397$$

$$LD_{50}可信限 = lg^{-1}（2.747 \pm 1.96 \times 0.0397）$$

$$= lg^{-1}（2.747 \pm 0.0778）$$

$$= lg^{-1}（2.669 \sim 2.825）$$

$$= 467 \sim 668 \text{ mg/kg}$$

若用计算器，先将计算器拨到解回归直线方程式处，再分别把对数剂量 x 变量和概率单位 y 变量，以 x_1y_1，x_2y_2……x_5y_5 形式成对输入计算器（分别按 RM 和 M + 键）。当概率单位为 5 时，x' 值为 $logLD_{50}$，输入 5（y'），即得 x' = 2.748（$logLD_{50}$），换成真数（按 10^x 键），$logLD_{50}$ = 559 mg/kg。（结果同上）

LD_{50}的标准误计算仍需用上面公式。

（3）寇氏法

把实验结果列入下表

组别（N）	鼠数（n）	剂量（d）	log d（x）	死亡数	阳性反应率		
					%	P	P^2
1	10	300	2.4771	1	10	0.1	0.01
2	10	395	2.5699	2	20	0.2	0.04
3	10	519	2.7152	4	40	0.4	0.16
4	10	684	2.8351	6	60	0.6	0.36
5	10	899	2.9538	9	90	0.9	0.81
i = logr = 0.1192			$\sum P = 2.2$		$\sum P^2 = 1.38$		

代入寇氏公式：

$$LogLD_{50} = 2.9538 - \frac{1}{2} \times 0.1192 \times [（0.1 + 0.2）+（0.2 + 0.4）+（0.4 + 0.6）+（0.6 + 0.9）]$$

$$= 2.9538 - \frac{1}{2} \times 0.1192 \times 3.4$$

$$= 2.9538 - 0.2026$$

$$= 2.7512$$

$$LD_{50} = 564 \text{ mg/kg}$$

$$Sx_{50} = i \sqrt{\frac{\sum P - \sum P^2}{n}} = 0.1192 \times \sqrt{\frac{2.2 - 1.38}{10}}$$

$$= 0.1192 \times \sqrt{0.082} = 0.1192 \times 0.2863 = 0.03416$$

$$d = 4.5 \times 0.03414 \times 564 = 86.64 \text{ mg/kg}$$

得出 LD_{50} 平均可信限 $= 564 \pm 87$（mg/kg）（P $= 0.95$）

即敌百虫对小鼠（ip）的 LD_{50}，有 95% 把握可以落在 477～651 mg/kg 间。

三种计算方法结果比较如下：

方法	LD_{50}	95% 可信限
Bliss 法	568	470～713
概率法	559	467～668
寇氏法	564	477～651

结果表明，三种计算方法差别不大，均落在 95% 可信限中。

附表1 0% 或 100% 反应率的概率单位近似值和权重表

动物数（n）	概率单位		权重（W）	动物数（n）	概率单位		权重（W）
	0%	100%			0%	100%	
1	3.36	6.64	0.53	18	2.41	7.59	2.24
2	3.13	6.87	0.82	20	2.38	7.62	2.32
3	3.00	7.01	1.02	24	2.32	7.68	2.46
4	2.90	7.10	1.19	25	2.31	7.69	2.50
5	2.82	7.18	1.32	30	2.26	7.74	2.66
6	2.76	7.24	1.44	40	2.17	7.83	2.90
7	2.71	7.29	1.54	50	2.10	7.90	3.10
8	2.67	7.33	1.63	60	2.05	7.95	3.25
9	2.63	7.37	1.72	70	2.01	7.99	3.39
10	2.60	7.40	1.81	80	1.97	8.03	3.52
12	2.54	7.46	1.93	90	1.93	8.07	3.64
15	2.47	7.53	2.10	100	1.90	8.10	3.75

附表2 百分率、概率单位和权重系数对照表（上行：概率单位 下行：权重系数）

%	0	1	2	3	4	5	6	7	8	9
0	/	2.67	2.95	3.12	3.25	3.36	3.45	3.52	3.59	3.66
		0.071	0.121	0.159	0.194	0.225	0.252	0.276	0.301	0.322

续表

%	0	1	2	3	4	5	6	7	8	9
10	3.72	3.77	3.83	3.87	3.92	3.96	4.01	4.05	4.08	4.12
	0.343	0.360	0.379	0.395	0.412	0.425	0.442	0.455	0.467	0.478
20	4.16	4.19	4.23	4.26	4.29	4.33	4.36	4.39	4.42	4.45
	0.490	0.500	0.512	0.520	0.529	0.540	0.548	0.555	0.563	0.570
30	4.48	4.50	4.53	4.56	4.59	4.61	4.64	4.67	4.69	4.72
	0.576	0.581	0.587	0.593	0.599	0.602	0.608	0.612	0.615	0.618
40	4.75	4.77	4.80	4.82	4.85	4.87	4.90	4.92	4.95	4.97
	0.622	0.624	0.627	0.629	0.631	0.633	0.634	0.635	0.636	0.636
50	5.00	5.03	5.05	5.08	5.10	5.13	5.15	5.18	5.20	5.23
	0.637	0.636	0.636	0.635	0.634	0.633	0.631	0.629	0.627	0.624
60	5.25	5.28	5.31	5.33	5.36	5.39	5.41	5.44	5.47	5.50
	0.622	0.618	0.615	0.612	0.608	0.602	0.599	0.593	0.587	0.581
70	5.52	5.55	5.58	5.61	5.64	5.67	5.71	5.74	5.77	5.81
	0.576	0.570	0.563	0.555	0.548	0.540	0.529	0.520	0.512	0.500
80	5.84	5.88	5.92	5.95	5.99	6.04	6.08	6.13	6.18	6.23
	0.490	0.478	0.467	0.455	0.442	0.425	0.412	0.395	0.379	0.360
90	6.28	6.34	6.41	6.48	6.55	6.64	6.75	6.88	7.05	7.33
	0.343	0.322	0.301	0.276	0.252	0.225	0.194	0.159	0.121	0.071

（朱　蕾）

实验九　吗啡对豚鼠回肠纵肌电刺激收缩的抑制作用 IC_{50} 值及纳洛酮对抗作用 pA_2 值的测定

【实验目的】

1. 了解受体激动剂和拮抗剂对离体组织作用的测定和表示方法及其与受体亲和力的关系。

2. 利用离体豚鼠回肠制备,观察吗啡对阿片受体的亲和力及纳洛酮对吗啡的竞争性拮抗作用,并了解 IC_{50} 与 pA_2 值的测定方法及意义。

【实验原理】

1. 受体激动剂的效应: ED_{50}/EC_{50} , ID_{50}/IC_{50}

$$E = E_{max} \cdot [A]/([A] + KD)$$

将 $E = E_{max}/2$ 代入上式：

$$[A] = IC_{50} = KD = 1/KA$$

激动剂的 EC_{50} 值越小，与受体的亲和常数越大。

2. 受体拮抗剂的效应：pA_n，pA_2 只能通过其对激动剂作用的减低来估价。

如果在加入拮抗剂后，n 单位的激动剂所产生的效应恰好等于未加拮抗剂时 1 单位激动剂的效应，那么所加拮抗剂剂量的负对数即为该拮抗剂的 pA_n 值。当 $n = 2$ 时即为 pA_2 值。

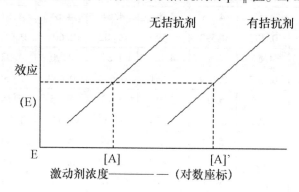

$$[A]'/[A] = 1 + [B]/KB$$

如果 $[A]'/[A] = 2$，则 $[B]/KB = 1$ 两边取对数

$$lg[B] - lgKB = 0，即 -lg[B] = -lgKB$$

按定义，$pA_2 = -lg[B] = lg(1/KB)$

pA_2 值代表了拮抗剂与受体亲和常数的大小，pA_2 值高则亲和常数大，拮抗作用强。

【实验对象】

实验动物：豚鼠（300～400 克），雌雄均可。

【试剂与器材】

1. 药品：

    – 吗啡（10^{-5} mol/L，10^{-4} mol/L）

    – 纳洛酮（10^{-6} mol/L，10^{-5} mol/L）

    – Kreb's 液（NaCl 94.8mM；KCl 4.7mM；KH_2PO_4 1.2mM；$NaHCO_3$ 25mM；Mg_2SO_4 1.2mM；$CaCl_2$ 2.5mM；葡萄糖 10.6mM）

2. 器材：

    – 铁架台，双凹夹，玻璃棒，玻璃分针，玻璃平皿，细丝线，直头止血钳，眼科剪，眼科镊

    – 电刺激器，张力换能器（5g），肌条悬挂电极，恒温平滑肌槽，温度计，氧气瓶，微量注射器（50μl、10μl）各 1 支，烧杯（200ml），废液瓶

    – BL-420N 生物信号采集与分析系统，计算机

【实验步骤】

1. 制作肌条

豚鼠击头处死后取出回肠，自幽门下 6 cm 处剪取回肠，或找到回盲部，在回盲部的上方约 3 cm 处剪断肠管，取出回肠一段。取 3 cm 肠段置于盛有 Kreb's 液的培养皿中。剪去肠系膜，剥离外纵肌，将其一端结扎悬挂在电极的小钩上，另一端用丝线联结在张力换能器的拉臂上。将电极置于平滑肌浴槽内。

2. 肌条初始条件

浴槽内 Kreb's 液 20ml，通入 O_2（5% CO_2，95% O_2），37 ℃，肌条净负荷 0.2~0.3 g。待肌条平衡约 0.5 小时后给以重复方波电刺激（正电压刺激，单刺激，强度 10 V，波宽 4 ms，主周期 10 s，重复次数 500），记录肌条收缩。

3. 吗啡的 IC_{50} 测定（累积给药法）

1）记录给药前肌条的收缩，待收缩稳定后加入吗啡：10^{-5} mol/L：10 μl，20 μl，20 μl，30 μl，30 μl ……

2）每次加药待收缩平稳后再给下一个剂量的药物，直到 E_{max}（抑制作用不再增加为止）。

3）停止电刺激，用 Kreb's 液洗涤，先快速连续洗几次，再每隔几分钟洗 1 次，总共洗 15 次。

4）重新给以电刺激，再过 2 分钟记录肌条收缩。待收缩平稳后用肌条进行下一项试验。

4. 纳洛酮的 pA_2 值测定（累积给药法）

确定 X：$2X = 70\% E_{max}$

加药：Mor：$\underline{X}$，X

　　　Nal：10^{-6} mol/L：20 μl，20 μl，20 μl，30 μl（10^{-5} mol/L：10 μl，10 μl，20 μl……）

记录再次加药后肌条的收缩。

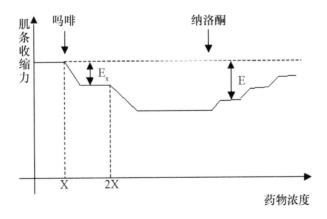

【数据处理】

1. 计算 IC_{50}：

$$\lg\left(\frac{E}{E_{max}-E}\right) = \lg\left(\frac{p}{1-p}\right) = \lg[A] - \lg KD$$

其中：$P = E/E_{max}$

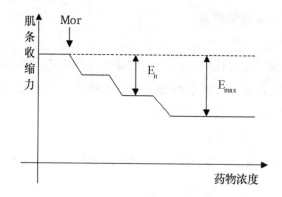

2. 作图法求 IC_{50}

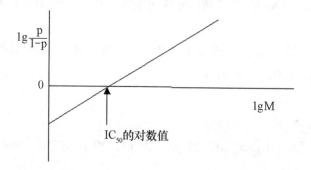

3. pA_2 计算示意图

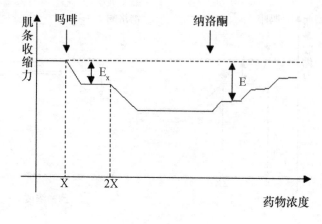

4. Schild 作图简化方法求 pA$_2$

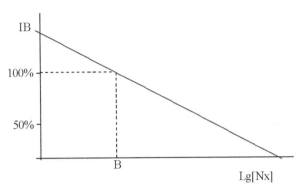

（于晓丽）

实验十　家兔心肌缺血再灌注损伤及救治

【实验目的】

1. 掌握心肌缺血再灌注损伤动物模型的复制方法。
2. 观察心肌缺血再灌注损伤时心功能有关指标的变化及药物的影响。
3. 探讨心肌缺血再灌注损伤的发病机制及药物的作用机制。

【实验原理】

心肌缺血一定时间后再供给血液，可加重原有的缺血心肌损伤，称为缺血再灌注损伤。心肌缺血与再灌注模型常用犬、兔或大鼠来进行，通过结扎冠状动脉，制备动物心肌缺血再灌注模型、再灌注损伤模型。再灌注损伤的严重程度取决于组织器官缺血时间的长短、侧支循环的建立、对氧的耐受性及再灌注的状态等因素。

本实验通过对麻醉动物行左冠状动脉前降支结扎术和松解术，引起左冠状动脉前降支支配的左侧心室肌区域发生明显的缺血/再灌注损伤。心肌缺血再灌注后，由于氧自由基生成、钙离子超载，加之缺血区心肌能量代谢紊乱等，导致血压、心电图、心脏功能等发生异常改变。因而任何具有拮抗再灌注心肌氧自由基形成和拮抗钙离子的因素，都可能中断再灌注心肌损伤发生的相应环节，对缺血再灌注的心肌起到保护作用。

【实验对象】

家兔，雄性，体重 2~3kg。

【试剂与器材】

BL-420N 生物信号采集与处理系统，兔手术台，家兔手术器械1套，气管插管、心电图导联线、左心室插管、压力换能器、注射器（2ml、5ml、10ml）、医用无损伤缝合针、10号缝合线、小硅胶管、纱布、棉球；25%氨基甲酸乙酯溶液、葛根素注射液、肝素生理盐水。

【实验步骤】

1. 动物麻醉

随机选取一半数量的家兔作为模型组，另一半作为药物治疗组。给家兔称重后，用25%氨基甲酸乙酯溶液按照4.0ml/kg体重的剂量给药，由耳缘静脉缓慢注入（将针头留置，用于后续给药）。麻醉后动物仰卧固定在家兔手术台。

2. 颈部手术

a. 气管插管（倒T形切口，甲状软骨下3～4或4～5气管环之间；插管斜面向上），建立人工机械通气，呼气末正压通气，频率35～40次/分，潮气量10～15 ml/kg体重；

b. 分离左侧颈总动脉，行左心室插管（充满肝素生理盐水），连接张力换能器记录左心室功能相关指标（包括左室收缩末压、左室舒张末压、最大收缩速率、最大舒张速率）；

c. 分离右侧颈外静脉并插管用于静脉给药。

3. Ⅱ导联心电描记

将绿色电极插入右前肢皮下，将红色电极插入左后肢皮下，将黑色电极插入右后肢皮下，观察正常心电图。

4. 观察正常的呼吸频率与幅度、左心室功能、心电图等指标变化。

5. 心肌缺血再灌注模型复制

(1) 模型组：减去左侧胸壁的毛，沿胸骨左侧3、4肋间开胸暴露心脏，彻底止血后剪开心包，于左冠状动脉前降支（LAD）主干根部下2mm处穿带针缝合线，硅胶管套线备用，待动物稳定15分钟后可下压硅胶管造成LAD闭塞，以ST段弓背向上抬高、局部心肌颜色变暗作为结扎有效指标。结扎30分钟后松线使LAD再灌注1小时，观察上述各项指标，以ST段逐渐回落、心肌颜色逐渐变红为血流再通标志。

(2) 药物治疗组：手术步骤同模型组，在结扎左冠状动脉前降支前5分钟静脉缓慢注射葛根素注射液30mg/kg，后操作步骤同上。

【观察项目】

将缺血再灌注实验组和葛根素治疗组的家兔心电图等指标填入下表：

时间 指标 分组	呼吸、ECG、动脉血压					
	给药前	LAD结扎前	LAD结扎后 15分钟	LAD结扎后 30分钟	再灌注 15分钟	再灌注 30分钟	再灌注 60分钟
实验组							
治疗组							

注：再灌注损伤后常见的心律失常有室性期前收缩、二联律、室性心动过速、室颤等。

【注意事项】

1. 动物麻醉要适度，过深易引起呼吸抑制而死亡。

2. 为避免了内乳动脉破裂，胸部切口不要太接近胸骨，最好不要剪断第一肋。剪断肋骨时（尤其是第二肋），要观察是否有动脉血管，如果有，迅速结扎。

3. 冠脉结扎部位一定要准确，以减少心肌出血。

4. 严格掌握心肌缺血时间，不宜太长或太短。

思考题

1. 本组实验的家兔是否发生了缺血再灌注损伤？如果发生了再灌注损伤，请给出实验依据？

2. 如果未发生缺血再灌注损伤，请分析本组实验中哪些因素是导致建模失败的原因。

3. 如果实验环节中家兔发生死亡，请分析死亡原因。

参考文献

1. 龚永生，陈醒言. 医学机能实验学. 北京：高等教育出版社，2012.1.

2. 王建枝，钱睿哲. 病理生理学（第三版）. 北京：人民卫生出版社，2015.6.

3. 李树学，周波，陈飞，刘丽霞，仲维娜，赵薇. 家兔心肌缺血再灌注损伤模型的制备与评定. 哈尔滨医科大学学报，2011，45（3）：32－34.

附：采用拉钩法（在没有呼吸机的情况下使用）的手术步骤：

1. 切开皮肤及皮下组织，暴露第 2～5 肋骨；

2. 布置粗线"拉钩"（不用金属拉钩）：准备 4 根粗缝线（长 50cm）；用小号弯头止血钳依次从 2～5 肋骨下缘穿出（注意：紧贴肋骨下缘！以防刺破胸膜腔），弯头止血钳穿过部位在肋隔角和胸肋关节中点略偏胸骨中线处；将一根粗缝线对折并用弯头止血钳在缝线对折处将缝线从肋骨下方抽出一半；在缝线对折处将其剪断；在辨别两根缝线没有发生缠绕的前提下将两根缝线的两头聚拢并分别向肋骨的左右施力拉伸，使肋骨下缘有约 8～10mm 的空间，为剪断肋骨用；分别将两根缝线在肋骨上打死结，便于"拉钩"时使用。

3. 剪断肋骨：四根肋骨都被打结后，依次提起每一根肋骨上的打结线，用弯钝头手术剪剪断肋骨。注意：剪断处位于肋隔角和胸肋关节中点略偏胸骨中线处，不能太接近胸骨，以防剪断内乳动脉，也不能太靠近肋隔角，以防弄破胸膜。

4. 打开心包：拨开心前区脂肪垫，在主动脉根部近主动脉弓处用眼科剪刀剪开心包壁层，用一次性缝线将心包膜两侧缝于左右胸壁开口处，制作心包吊床。而后进行心肌缺血再灌注损伤模型的建立。

（闫　莉）

实验十一 氨在肝性脑病中的作用

【实验目的】

1. 学习利用家兔肝脏大部分结扎术复制急性肝功能不全的动物模型，认识肝脏对降低血氨的重要作用。

2. 观察血氨升高后对中枢神经系统的毒性作用以及肝性脑病的典型表现。

【实验原理】

肝性脑病是由于严重急性或慢性肝功能损害，使大量毒性代谢产物在体内聚集，经血循环进入脑，引起中枢神经系统功能障碍，临床上出现以意识障碍为主的一系列神经精神症状，最终出现昏迷。肝性脑病是在排除其他已知脑病的前提下，继发于肝功能紊乱的一系列严重神经精神综合征。

肝性脑病的发病机制有很多学说，其中之一是氨中毒学说。正常情况下，血氨的生成与清除保持动态平衡，而氨在肝中合成尿素是维持此平衡的关键。该学说认为由于肝细胞严重受损，肝内尿素合成障碍或肠壁吸收肠道内生成的氨增多，经过侧支循环直接进入体循环，均可导致血氨生成增多而清除不足。增多的血氨通过血脑屏障进入脑组织，通过干扰脑的能量代谢、改变脑内神经递质及抑制神经细胞膜等作用，引起脑功能障碍，从而出现相应的症状。

本实验采用肝脏大部分结扎术，复制急性肝功能不全动物模型，使肝脏解毒功能急剧降低。在此基础上经十二指肠插管注射复方氯化铵溶液，使家兔血氨迅速升高，诱发震颤、抽搐、昏迷等类似肝性脑病症状出现，通过与对照组比较，观察氨在肝性脑病发病机制中的作用，并通过谷氨酸钠的治疗，探讨其疗效的病理生理机制。

【实验对象】

家兔，2~3 kg。

【试剂与器材】

兔手术台，兔手术器械（含持针器、圆头直剪）、注射器（20 ml、10 ml、5 ml 各 1 个）、移液器（1000 μl、100 μl）、粗棉线（用于结扎肝脏）、手术缝合针、手术缝线、十二指肠肠腔插管、棉球、纱布、2% 普鲁卡因，2.5% 复方氯化铵溶液，2.5% 复方谷氨酸钠溶液，生理盐水。

【实验步骤】

1、动物固定

将家兔称重后，在其清醒状态下进行仰卧位固定。

2、腹部手术

1）备皮及上腹部切口：剪去腹壁正中的兔毛，在上腹正中用2%普鲁卡因局部麻醉（4~5 ml 皮下注射）；自胸骨剑突起向下作一6~8 cm长的正中切口。

2）肝脏大部分结扎术：逐层沿腹白线切开肌肉、剪开腹膜后，可见位于右上腹的红褐色肝脏，术者用食指和中指伸至肝膈面，在肝与膈肌之间的镰状韧带两侧下压肝脏，暴露并剪断此韧带（避免将膈肌剪破，导致气胸！）。再将肝叶上翻，用手剥离肝胃韧带，使肝脏游离。区分肝脏各叶：左外叶、左中叶、右外叶、右中叶、方形叶及尾状叶。实验中，以尾状叶为标志，用粗棉线结扎左外叶、左中叶、右中叶、右外叶及方形叶的根部，待肝叶由红色变为深褐色，表明结扎成功。

3）十二指肠插管术：沿胃幽门向下找到十二指肠，在其表面作一荷包缝合，用眼科剪剪一小口，将十二指肠插管自切口向十二指肠方向插入肠腔约3~5 cm，收缩荷包结扎固定，将肠管还纳入腹腔，保留插管一端于腹外（图1）。

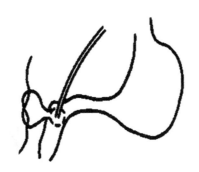

图1　十二指肠插管术

4）采用连续缝合的方式分别缝合腹壁肌肉和皮肤。

手术完毕，待动物稳定5分钟后，观察、记录动物在正常状态下的各项指标（呼吸的频率和幅度、角膜反射、对疼痛的反应、是否出现肌肉痉挛、抽搐及强直等）。

3、模型复制

向十二指肠插管内注射复方氯化铵溶液（按照3 ml/kg 体重），以后每隔5分钟注射1次，仔细观察动物情况（呼吸的频率和幅度、角膜反射、对疼痛的反应、是否出现肌肉痉挛、抽搐及强直等），直至全身性痉挛发作为止，停止注射，迅速取血20 µl用以检测血氨，记录所用的复方氯化铵的总量，并计算每千克体重的用量。

治疗组动物手术操作同实验组，肠道内推注2.5%复方氯化铵溶液后待动物出现抽搐症状后立即从耳缘静脉推注复方谷氨酸钠溶液（20 ml/kg 体重），观察并记录治疗后症状有无缓解。

4、血氨浓度的测定

按照血氨测定仪说明书进行操作。

采血部位：由于动静脉血液中的血氨浓度存在差异，为了更好地比较肝脏大部分结扎和给药前后的血氨浓度，本实验中均采用动脉血。即术前和全身痉挛后（即角弓反张出现后）在耳部中央动脉采血。如果肝性脑病全身痉挛后采血困难时，可由颈总动脉采血。

【观察项目】

观察并记录给予复方氯化铵处理前后、给予谷氨酸钠治疗后，家兔的一般情况、呼吸的频率和幅度、角膜反射、瞳孔大小、是否出现肌肉痉挛、抽搐及强直的情况。

家兔肝性脑病的症状及治疗效果观察按照下表记录：

	给药名称	给药剂量	抽搐出现时间	10分钟内抽搐次数	单位体重给药量	给药前后的血氨浓度
实验组						
治疗组						
对照组 I	复方氯化钠	同实验组	无			
对照组 II	复方氯化铵	同实验组	无			

【注意事项】

1. 游离肝脏时动作轻柔，剪镰状韧带时勿损伤膈肌，以免发生气胸。

2. 结扎肝叶时应靠近根部肝门处，避免损伤肝叶造成出血。

3. 插管时应朝向十二指肠方向插入肠腔约 4 ~ 5 cm，必须固定牢固，以防插管滑脱，同时防止药液漏入腹腔。

4. 局麻手术时，家兔有时会挣扎，要与氨中毒引起的强直性痉挛相区别。

5. 腹部手术过程中，由于家兔挣扎或腹压突然增高可能会导致腹腔脏器脱出，此时迅速用纱布压住手术切口，防止脏器脱出。

思考题

1. 灌注氯化铵和肝脏大部结扎术在实验性肝性脑病中各自起到什么作用？两者之间有何相互关系？

2. 向十二指肠肠腔内注射复方氯化铵溶液后，家兔的呼吸会发生什么变化？发生的机制？

参考文献

1. 王建枝，钱睿哲. 病理生理学（第三版）. 北京：人民卫生出版社，2015.6.

2. 张清俊，刘雁勇，刘赫，等. 氨在肝性脑病发病机制中的作用. 中国康复理论与实践. 2010，16（2）：136 – 139.

附1：氨在肠道内的吸收

$$\text{随粪便排出体外} \quad NH_4^+ \underset{H^+}{\overset{OH^-}{\rightleftharpoons}} NH_3 + H^+ \quad \text{氨吸收增加}$$

附2：血氨仪器操作步骤

1. 开机延时按"ENT START"，出现 F-1。

2. 将家兔的动脉血（20 μl）稀释20倍，即380 μl 生理盐水 + 20 μl 动脉血。

3. 取出血氨试纸条，在试纸条上滴 20 μl 稀释后的动脉血。同时再按"ENT START"开始计时 180 秒。

4. 当180秒计时完毕后，仪器会出现"嘀"的响声。然后撕去血氨试纸条上的保护层，再放到仪器测试位置，盖上盖子。再经过 20 秒后出现所测的结果。

关机：按"ENT START"数秒。待显示屏无字时放开。

（闫　莉）

实验十二　家兔失血性休克及抢救

【实验目的】

1. 复制家兔失血性休克的动物模型。

2. 观察并分析休克发生发展过程中家兔主要生命体征的变化。

【实验原理】

休克是多种原因引起的，以机体急性微循环障碍为主要特征，并可导致器官功能衰竭等严重后果的全身性病理过程。失血性休克是由于血容量急剧减少，使组织器官血液灌流不足，特别是微循环功能障碍，导致机体机能、代谢严重障碍的一种全身性病理过程。休克的发生与否取决于失血量和失血速度，当血量锐减超过总血量的20%以上时，极易导致急性循环障碍，组织有效血液灌流量不足，最终导致休克的发生。本实验采用股动脉快速放血法复制家兔失血性休克模型，观察急性失血前后血压、心率、呼吸的变化，并进一步探讨失血性休克的发病机制。对失血性休克的治疗，首先强调的是止血和补充血容量，以提高有效循环血量和心排血量，改善组织灌流。

【实验对象】

家兔，2~3 kg。

【试剂与器材】

BL-420N 生物信号处理系统，计算机，兔解剖台，哺乳动物手术器械一套，头皮针，Y形气管插管，动脉夹，颈动脉插管，股动脉、输尿管插管，压力换能器，记滴器，电刺激器，玻璃分针，注射器（20ml），静脉输液器一套，恒温水浴锅，纱布，生理盐水、1%肝素生理盐水、25%的氨基甲酸乙酯（乌拉坦）。

【实验步骤】

1. 麻醉与固定

称重，耳缘静脉注射氨基甲酸乙酯（1g/kg 体重）麻醉。麻醉后将其仰卧位固定。

2. 颈部手术

　　a. 气管插管（倒 T 形切口，甲状软骨下 3~4 或 4~5 气管环之间；插管斜面向上）；

　　b. 分离左侧颈总动脉，行颈总动脉插管，连接张力换能器记录血压；

　　c. 分离右侧颈外静脉，插管，建立输液通路。

3. 腹部手术

在耻骨联合上方做 5cm 长的皮肤切口，沿腹白线切开腹壁，将膀胱轻轻翻出腹腔外，暴露膀胱三角。在膀胱底部找出两侧输尿管，并将输尿管与周围组织轻轻分离，避免出血，在每侧输尿管下方各穿 2 条线。首先用 1 条线把一侧输尿管的近膀胱端结扎，在结扎处上部剪一"V"形切口，向肾脏方向插入充满生理盐水的输尿管插管。然后用另 1 条线把输尿管及插管扎紧，按上述方法将另一侧输尿管施行插管并结扎固定；而后可以看到尿液从插管中逐滴流出。

用线把双侧输尿管插管的开口端并在一起连接记滴器的玻管内，手术完毕后用温热的生理盐水纱布将腹部切口盖住，以保持腹腔内温度和湿度。

4. 股部手术

剪去腹股沟部位的毛，先用手指感触股动脉搏动，明确股动脉位置后，沿血管走行方向切开皮肤 3~5cm。利用止血钳顺血管走行方向钝性分离筋膜和肌肉，暴露股动脉。用玻璃分针顺血管方向轻轻划开神经、血管鞘和血管之间结缔组织，游离股动脉或股静脉约 2cm，并在其下方穿过两根丝线备用，将充满肝素生理盐水的导管插入血管并固定，以防导管滑脱。股动脉插管用于放血。

【观察项目】

1. 放血前观察各项生理指标，计算机记录正常血压曲线。

2. 少量失血：即失血量小于总血量10%（兔总血量按照70ml／kg体重计算）。

3. 快速大量失血：即失血量为血量的20%～30%，平均动脉压降低到30～40mmHg，维持20分钟。

4. 停止放血后，治疗组将注射器内的血液合并，从颈外静脉将原血或与失血量等量的生理盐水快速输回进行抢救；对照组停止放血后不给予输液治疗。

5. 治疗组血压基本恢复正常时，观察记录各项指标，填入下表中。

	平均动脉压（mmHg)	心率（次/分）	呼吸（次/分）	尿量（滴/分）	耳朵口唇颜色	体温
实验前						
少量失血						
大量失血						
输血						
输血后5分钟						
输血后15分钟						

【注意事项】

1. 为保证家兔在实验中有充分的尿液排出，实验前应给家兔多喂青菜，增加饮水，以增加基础尿量。

2. 为避免因基础血压过低造成的少尿甚至无尿情况的发生，手术过程中创面不宜过大，动作不宜过重。

3. 麻醉深浅要适度。麻醉过浅，动物疼痛挣扎可致神经源性休克，麻醉过深则抑制呼吸。

思考题

1. 本次实验中休克模型是否复制成功？根据是什么？

2. 少量失血时家兔是否发生休克？

参考文献

1. 胡还忠. 医学机能学实验教程（第三版）. 北京：科学出版社，2010. 1.

2. 王建枝，殷莲华. 病理生理学（第八版）. 北京：人民卫生出版社，2013.

（郭　姝）

实验十三　非标记底物法测定大鼠尾状核匀浆腺苷酸环化酶活性

【实验目的】

1. 学习非标记底物（ATP）法测定腺苷酸环化酶（Adenylyl Cyclase，AC）活性的方法以及竞争性蛋白结合法测定 cAMP 的技术。

2. 了解多巴胺受体与腺苷酸环化酶的关系，说明神经松弛药作用的部分机制。

【实验原理】

cAMP 是多种激素、神经递质等物质作用于细胞时的细胞内第二信使，由腺苷酸环化酶（AC）催化 ATP 分解生成，反应式为：ATP→cAMP + ppi。cAMP 产生以后在磷酸二酯酶（PDE）的作用下分解失活，AC 和 PDE 共同维持细胞内 cAMP 的动态平衡。cAMP 的浓度与细胞效应密切相关，因而调节 AC 和 PDE 的活性即可影响细胞的功能，其中 AC 活性的调节是多种受体激活产生细胞效应的中心环节之一。

中枢神经系统中存在多个多巴胺效应体系，后者对机体的运动、行为及精神活动起重要调节作用。尾状核是多巴胺受体分布较为丰富的区域，其作用与调节椎体外系的功能有关。多巴胺（Dopamine）与细胞表面的受体结合，通过影响 AC 活性而发挥作用，很多抗精神病药物是多巴胺受体的拮抗剂，这些药物不仅能抑制多巴胺与受体的结合，还能抑制 AC 活性。或许抑制 AC 的活性是其抗精神病的作用机制之一。

测定 AC 活性的方法有多种，其中非标记底物法由于操作简便，灵敏度较高为多数人所接受。该检测方法的测定原理同样基于 ATP→cAMP + ppi，用非标记的 ATP 作底物，通过检测反应体系中 cAMP 的含量，推断 AC 的活性。已知 cAMP 可以与蛋白激酶（本实验提供的蛋白激酶由牛肾上腺中提取）相结合，这种结合是非特异性的。在反应体系中，加入系列浓度的 cAMP 标准溶液，一定浓度的^{3}H-cAMP 以及一定量的蛋白激酶（该蛋白激酶与 cAPM 的结合能力在 50% 左右）后，标记的 cAMP（^{3}H-cAMP）与非标记的 cAMP 与蛋白激酶发生竞争结合。当非标记 cAMP 浓度较低时，蛋白激酶与^{3}H-cAMP 的结合量较高，反之亦然。反应结束时，反应体系中可能存在^{3}H-cAMP-蛋白激酶、cAMP-蛋白激酶、游离的^{3}H-cAMP、游离的 cAMP、游离的蛋白激酶等若干物质。此时，如何将与蛋白激酶结合的-cAMP（包括标记和非标记的）与游离的 cAMP（包括标记和非标记的）分离则成为本实验设计的关键。在反应体系中加入牛血清白蛋白（BSA）包被的活性炭溶液，将小分子吸附，经离心沉淀后，上清液中剩余的成分为结合型 cAMP（包括标记和非标记的），随后通过液体闪烁计数的方法测定上清溶液中结合型的^{3}H-cAMP 就可以计算出溶液中 cAMP 的浓度，间接推测 AC 的活性（图 1）。

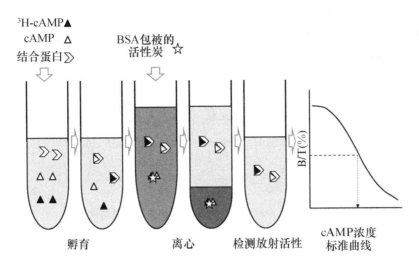

图1 非标记底物法测定反应体系中 cAMP 含量示意图

【试剂与器材】

1. TE Buffer（1000 ml）：Tris-HCl 50 mM，EDTA 4 mM，pH 7.5

2. Tris 苹果酸缓冲液（1000 ml）：Tris-苹果酸 50 mM，$MgSO_4.7H_2O$ 12.5 mM，茶碱 2 mM，pH 7.5

3. 10mM ATP 溶液：0.05512 g ATP. Na_2，溶于 10 ml Tris-苹果酸缓冲液中，得到10mM ATP 溶液，4℃保存。

4. 200μl 多巴胺溶液：取100μl 多巴胺注射液（2mg/ml），加入26.36ml Tris 苹果酸缓冲液稀释，混匀。（或者：称取 3.8mg 多巴胺粉末，溶于100ml Tris-苹果酸缓冲液。）

5. 250μM 氟哌啶醇溶液：18.8mg 溶于1ml DMSO，取100μl 溶液，加入 20ml Tris 苹果酸缓冲液稀释，混匀。

6. 鼠脑尾状核匀浆液（用前摇匀）：0~4 ℃下新鲜制备，每组2只200 g 左右的大鼠，断头后立即取尾状核称重，每100 mg 新鲜组织加2 ml Trish 苹果酸缓冲液制备匀浆。

7. 结合蛋白BP（用前摇匀）：制备方法及结合力测定方法参见附录内容。

8. ³H-cAMP：根据放射活性测定值，加入 TE 缓冲液，稀释成5000 cpm/50 μl

9. 活性炭混悬液（100 ml）：用 TE 缓冲液制成5%活性炭，2%牛血清白蛋白悬液，摇匀，磁力搅拌器上搅拌 10 分钟，4℃保存。

10. SuperMix 闪烁液

【实验步骤】

1. cAMP 标准溶液的配制

取标准品 cAMP 4.5mg 溶于20ml TE 中，得到浓度为 3.2×10^4 pmol/50 μl（100 倍浓度）

母液。如图 2 所示，预先在 S1 管中加入 1ml TE，S2 ~ S8 管中加入 0.5 ml TE，取适量 cAMP 母液，加入 S1 管，使成 32 pmol/50 μl，然后依次从 S1 管取 0.5 ml 溶液加入下一管，采用倍比稀释法制备成 32 ~ 0.25 pmol/50 μl 8 个不同浓度的标准溶液，见表 1。

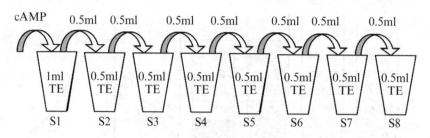

图 2　倍比稀释法制备 cAMP 系列浓度标准溶液

表 1　cAMP 标准溶液浓度

cAMP 标准溶液	S1	S2	S3	S4	S5	S6	S7	S8
浓度（pmol/50μl）	32	16	8	4	2	1	0.5	0.25

2. 腺苷酸环化酶活化反应

（1）取小试管 10 支，依次编号，置试管架中。放于 37℃ 水浴里。

（2）按表 2 所示加入各种试剂：

表 2　样品反应体系

1	2	3	4	5	6
分组	编号	Tris 苹果酸缓冲液（μl）	200 μM 多巴胺溶液（μl）	250 μM 氟哌啶醇溶液（μl）	10 mM ATP溶液（μl）
A	1 ~ 2	350	- - - -	- - - -	50
B	3 ~ 4	350	- - - - -	- - - -	50
C	5 ~ 6	300	50	- - - -	50
D	7 ~ 8	300	- - - -	50	50
E	9 ~ 10	250	50	50	50

（3）加好各种试剂后，在准备好的沸水浴中放置一试管架。

（4）开动计时器，同时向第 1 管中加入大鼠尾状核匀浆液 100μl，摇匀。每隔 10 秒，向下一管中加入大鼠尾状核匀浆液，100μl，摇匀。

（5）1 ~ 2 管：立即置于沸水浴中，煮沸 5 分钟。取出，于冰浴中静置 5 分钟。

其他管：在 37℃ 水浴中温育 10 分钟（严格控制时间），然后依次（例如以 10 秒间隔）取出，置入沸水浴中煮沸 5 分钟终止酶反应。然后按顺序一一取出（例如以 10 秒间隔），于冰浴中静置 5 分钟。

（6）2000 rpm 离心 5 分钟，取上清 100μl，测定 cAMP 浓度。

3. cAMP 浓度测定

（1）取 32 支 EP 管依次编号，放置冰浴中，依表 3 所示加入各种试剂与样品（TE、cAMP 标准品、待测样品、³H-cAMP 和结合蛋白）（注意：最后加入结合蛋白），摇匀，冰上孵育 2 小时。

（2）加入活性炭混悬液，立即在 4℃ 温度下以 10,000 rpm 的速度离心 5 分钟。

（3）取上清 200 μl 转入液闪瓶中，加入 1 ml 闪烁液摇匀，过夜。

（4）测定闪烁计数。

表 3　cAMP 测定体系

分类	分组	编号	TE（μl）	标准品 cAMP（μl）	待测样品（μl）	³H-cAMP 溶液（μl）	结合蛋白溶液（μl）	活性炭混悬液（μl）	
比较管	CT	1－2	250	－	－	50	－	－	10,000rpm 离心 5 分钟，取上清 200μl，测定放射性
	B	3－4	150	－	－	50	－	100	
	CO	5－6	100	－	－	50	50	100	
标准管	S1	7－8	－	100	－	50	50	100	
	S2	9－10	－	100	－	50	50	100	
	S3	11－12	－	100	－	50	50	100	
	S4	13－14	－	100	－	50	50	100	
	S5	15－16	－	100	－	50	50	100	
	S6	17－18	－	100	－	50	50	100	
	S7	19－20	－	100	－	50	50	100	
	S8	21－22	－	100	－	50	50	100	
样品管	A	23－24	－	－	100	50	50	100	
	B	25－26	－	－	100	50	50	100	
	C	27－28	－	－	100	50	50	100	
	D	29－30	－	－	100	50	50	100	
	E	31－32	－	－	100	50	50	100	

（摇匀，4℃ 孵育 2 h）

注意：①加样顺序勿错，尤其是加待测样品时应仔细核对，活性炭混悬液应边加边搅拌，避免形成沉淀，以上各项操作均须在冰浴中进行；②CT-总放射管、B-空白管、S1-S8 分别为 32～0.25 pmol/50 μl cAMP 标准溶液；③实验中均设立重复双管。

4. 结果分析

（1）计算出样品和标准品重复双管的 cpm 均值 Cx、总放射管、空白双管和结合力对照管的平均 cpm 值 CT、B 和 CO。

（2）计算 Cx – B，CO – B 的值。

（3）计算各标准品和样品管（CO – B）／（Cx – B）的比值。

（4）以 cAMP 标准品浓度 S1 ～ S8 为横轴，（CO-B）／（Cx-B）比值为纵轴，可以得到一条纵轴截距为 1 的直线（图 3），计算直线回归方程的 r^2、a、b 值。

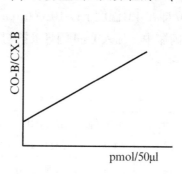

图 3　cAMP 测定的标准曲线

（5）按此方程，根据各样品管的（CO – B）／（Cx – B）值可求出其 cAMP 值。

（6）酶活性计算：以每 100 μl 大鼠尾状核匀浆液催化形成的 cAMP 的量反映 AC 活性，比较多巴胺和氟哌啶醇对 AC 活性的影响。

参考文献

1. Honma, M., et al: Biochemical Medicine 18：257，1977.

2. Sato. T., et al: Clinica chimica Acta 110：215，1981.

附 1：cAMP 结合蛋白的制备

【实验材料】

1. 溶液 A（pH7.4）：250 mM 葡萄糖，25mM KCl，5mM $MgCl_2$，50mM Tris-HCl，pH7.4，4℃保存

2. 溶液 B（pH7.4）：50 mM Tris. HCl，8mM 茶碱（Theophylline），5mM 巯基乙醇（2-Meacaptoethanol），pH7.4，4℃保存。

3. 新鲜牛肾上腺（5 个）

【实验步骤】

1. 将牛肾上腺置于冰上；用手术刀或剪子将其表面的脂肪层和结缔组织清除干净。

2. 将肾上腺切成小块，称湿重（50g），按照 1.5ml/g 的比例加入溶液 A（例如：组织湿重为 50g，则加入 75ml 溶液 A）。

4. 用匀浆机将组织块匀浆。

5. 以 2000g 离心 5 分钟，4℃，使较大的组织块沉淀。

6. 上层匀浆 2 层纱布过滤，除去未碎的组织。

7. 滤液以 5000×g 离心 5 分钟，4℃，收集上清。

8. 再用 5000×g 离心 15 分钟，4℃，收集上清。

9. 加入相同体积的溶液 B（4℃），取 2ml/管分装，存于 −20℃ 备用。

附 2：结合蛋白结合力的测定

【实验步骤】

1. 取 20 支 EP 管，依次编号，放置冰浴中，依表 4 所示加入各种试剂与样品（TE、^{3}H-cAMP 和结合蛋白）（注意：最后加入结合蛋白），摇匀，冰上孵育 2 小时。

2. 加入活性炭混悬液，立即在 4℃ 温度下以 10,000 rpm 的速度离心 5 分钟。

3. 取上清 200 μl 转入液闪瓶中，加入 1 ml 闪烁液摇匀，过夜。

4. 测定闪烁计数。

表 4　结合蛋白结合力测定体系

分组	管号	TE（μl）	^{3}H-cAMP	结合蛋白		活性炭吸附剂
CT	1、2	250	50	0		0
B	3、4	150	50	0		100
CO	5、6	140	50	10		100
CO	7、8	130	50	20	摇匀，4℃孵育2h	100
CO	9、10	120	50	30		100
CO	11、12	110	50	40		100
CO	13、14	100	50	50		100
CO	15、16	90	50	60		100
CO	17、18	80	50	70		100
CO	19、20	70	50	80		100

注意：①加样顺序勿错，活性炭混液应边加边搅拌，避免形成沉淀，以上各项操作均须在冰浴中进行；②CT-总放射管、B-空白管、CO 均为结合蛋白比较管；③实验中均设立重复双管。

5. 与 CT 组放射 cpm 值比较，以结合 50% 3H-cAMP 的量作为结合蛋白的使用量（体积）。

（郭　磊）

第三章　医学机能学科研训练

第一节　医学机能学设计性实验研究的基本程序

开展医学机能学设计性实验的目的是为了提高学生科学实验能力，激发学生发现问题、分析问题和解决问题的能力，锻炼学生的自学能力、动手能力和表达能力；让医学生初步掌握科学研究的基本程序和方法；培养学生三严作风（严格的要求、严肃的态度、严密的方法）以及探索未知、求证假说、团队协作的精神。

设计性实验研究的基本程序大致包括科研选题、实验设计、实验及观察、实验结果的处理分析、研究结论、撰写论文。

一、科研选题

选择所要研究的方向，是设计性实验研究的前提，课题的选择决定科研方向和总体内容的确定。选题的过程是一个创造性的思维过程，内容包括发现和提出问题、分析问题并提出假定的解释。

（一）选题的原则

一个好的选题应该同时具有明确的目的性、独特的创新性、严谨的科学性和切实的可行性这四个特点。

1. 目的性　选题应明确、具体地提出要解决的问题，必须具有明确的理论或实践意义。

2. 创新性　科研选题或提出新规律、新见解、新技术、新方法，或是对原有的规律、技术或方法的修改、补充。没有新意的课题毫无价值。

3. 科学性　选题应有充分的科学依据，与已证实的科学理论、科学规律相符合，而非毫无根据的胡思乱想。

4. 可行性　选题应切合实验者的主观和客观条件，盲目求大、求全、求新最终只能纸上谈兵，无法实施。

因此，选题过程中要搜集大量的文献资料及实践资料并进行分析研究，了解他人对有关课题已作的工作、取得的成果和尚未解决的问题。只有在充分了解目前的进展和动向、进行综合分析的基础上，找出所要探索的研究课题的关键所在，才能建立假说、确定研究课题。

(二) 选题的方法和技巧

选题的基本方法可以归纳为两种:

1. 前瞻性选题 通过阅读专业领域内的学术论文,了解某些科学问题的最新研究进展,有哪些问题还未引起人们重视或尚未得到解决?该研究下一步最关键的问题是什么?或者该领域有哪些焦点问题还未获得统一认识,在学界争论不休?针对这样的问题提出科学假说和研究方案,将有可能获得领先突破,填补领域空白。

2. 回顾性选题 通常可以选择教科书或综述文章中的热点科学问题,分析目前对这一问题的认识、大致观点和存在的疑问,提出自己的假设,用新的技术方法进行验证。这类选题需要对科学问题有敏锐的洞察力,以及对权威提出质疑的勇气。

初涉科研的医学生和青年科技工作者在日常的学习和工作中要善于观察现象、发现问题、了解进展、提取信息,这些对于确立科研题目都是十分重要的品质和技能。当然,选择和凝练有意义的科学问题也有技巧,在医学研究领域,要善于发现科学研究的空白,关注有哪些问题被忽略;善于借鉴他人的经验,升华自己的构思;尝试补充、修正、丰富别人的观点;从不同的角度看问题,在学术矛盾中选择科研题目……这些都是帮助我们确立科研题目的小技巧。

(三) 建立假说

假说是预先假定的答案或解释,亦是实验的预期结果。在开展医学机能学科研工作时,通常要通过初步的实验和观察积累一定的实验资料后,根据已有的理论知识对某些现象的原因、性质或规律作出推测性说明,这就是建立假说。假说具备科学性和假定性两个特征,其建立需要运用对立统一的观点进行类比、归纳和演绎等一系列逻辑推理过程。

二、实验设计

实验设计即针对科学假说,结合具体的实验条件,制订合理的实验方案。研究者必须根据研究目的、结合专业和统计学要求,就相关具体内容和方法作出周密完整的计划安排。实验设计方案是实验过程的依据和数据处理的前提,是提高实验质量的保证。

一个科学合理的实验设计方案应有效地控制干扰因素,保证实验数据的可靠性和精确性;节省人力、物力、财力和时间;尽量安排多因素、多剂量、多指标的实验,提高实验效率。

实验设计包括三大要素和三大原则,详细内容参见本章第二节和第三节。

三、实验和观察

(一) 实验准备和预实验

实验准备包括实验理论准备和实验实施准备。前者主要包括实验的理论基础、假说的理论基础与实验方法和实验技术等相关的参考文献；后者指仪器设备的选择配套、药物及试剂的配制与剂量的初步选定、实验方法与指标的建立、实验对象的准备等。这些是实验研究的理论和物质基础。

预实验是对所选课题进行初步实验。预实验可为主题和实验设计提供依据，为正式实验提供补充、修正和宝贵经验，是完备实验设计和保证研究成功的必不可少的重要环节。通过预实验可熟悉实验技术，确定正式实验中应选用的动物的种类和例数，改进实验方法和指标，调整处理因素的强度或确定用药剂量等。

（二）实验及其结果的观察记录

1. 按照预实验确定的步骤进行实验；

2. 熟练掌握实验方法，用量准确，严肃认真地操作；

3. 经分析存在错误操作或不合理的结果时应重做实验；

4. 仔细耐心地观察实验过程中的现象（结果），并进行记录、分析和思考。

重视原始记录，要预先拟定原始记录方式和内容。记录的方式有文字、数字、表格、图形、照片、录像及影片等。原始记录应及时、完整、精确和整洁。严禁撕页或涂改，切不能用整理后的记录代替原始记录，要保持记录的原始性、真实性。

通常实验记录的项目和内容为：

（1）实验名称、实验日期、实验者姓名；

（2）受试对象：动物种类、品系、编号、体重、性别、健康状况、饲料、离体器官名称等；

（3）实验药物或试剂：名称、来源（生产厂）、剂型、批号、规格、含量、浓度、给药体积、给药剂量、给药时间、给药间隔、疗程等；

（4）实验仪器：主要仪器名称、生产厂、型号、规格等；

（5）实验条件：实验时间、室温、动物饲养环境（种名、合格证号）、恒温条件等；

（6）实验方法及步骤：动物麻醉、固定、分组、手术部位及过程、施加刺激的强度、各种插管、给药方法、测量方法等；

（7）实验指标：名称、单位、数值及不同时间的变化等，如有实验曲线则应注明实验项目、刺激物名称及强度（或药物剂量与途径）、标本名称、实验方法或主要仪器、指标及单位等；

（8）数据处理：实验结果的整理、统计方法与结果等。

四、实验结果的处理分析

首先将原始数据或资料整理核实，计算出各组数据的均值、标准差或率等数值，制成相应的统计表或统计图。其次，作相应的统计学显著性检验或计算某些特征参数等。

在分析和判断实验结果时，绝不能有研究者的偏见，也不可在计算均数或率时任意将资料取舍。不能人为地强求实验结果符合自己的假说，必须实事求是，根据实验结果去修正假说，使假说上升为理论。

五、研究结论

科学研究经过实验设计、实验与观察、数据处理，就可作出总结、得出研究结论，并写出论文。这个结论要回答原先建立的假说是否正确，从而对所提出的问题作出解答（并应对实验中的现象和搜集到的资料作出理论解释）。研究结论是从实验结果概括归纳出来的判断。结论内容要严谨、精炼、准确。

第二节　实验设计三大要素

科研立题后，从题目通常可以反映出研究内容的三个要素，即处理因素、受试对象与实验效应，如表 1 所示。

表 1　实验设计的三个要素

处理因素	受试对象	实验效应
电刺激	（对）大鼠	脑梗死运动功能的影响
绿脓杆菌	（对）家兔	角膜炎模型的建立
一氧化氮	（对）肝硬化大鼠	血流动力学的影响
氨氯地平	（对）36 例高血压病人	左心室舒张功能的影响

一、处理因素

实验研究的特点之一是研究者人为设置处理因素（study factor）。处理因素可以是物理的因素，如电刺激、射线、温度、外伤、手术等；可以是化学的因素，如药物、毒物、营养物、缺氧等；也可以是生物的因素，如细菌、真菌、病毒、寄生虫等。在确定处理因素时应注意：

1. 抓住实验的主要因素

实验主要因素按所提出的假设、目的和可能确定单因素或多因素。一个实验的处理因素不宜过多，否则会使受试对象和分组过多，方法繁杂，实验时难以控制。而处理因素过少又难以提高实验的广度、深度及效率。必要时可采用几个小实验构成系列实验。

2. 确定因素的强度

处理因素的强度是因素的量的大小，如电刺激的强度、药物的剂量等。处理的强度应适当。同一因素有时可以设置几个不同的强度，如一试验药设几个剂量（高、中、低），但处理因素的层级也不要过多。

3. 处理因素的标准化

处理因素在整个实验过程中应保持不变，即应标准化，否则会影响实验结果的评价。例如电刺激的强度（电压、持续时间、频率等）、药物质量（来源、成分、纯度、生产厂家、批号、配制方法等）应始终一样。

4. 重视非处理因素的控制

非处理因素（干扰因素）会影响实验结果，应加以控制。如离体实验时的恒温、恒压，患者的病种、病情（轻重）、病程（急慢）、年龄、性别等。

二、受试对象

受试对象（object）包括动物和人。

（一）实验动物

随着科学技术的发展，无损伤技术、遥控技术、微量技术等现代检测技术使某些实验直接在人体上进行的可能性越来越大，但基于人道和安全等理由在体实验往往用动物作为实验对象。

在医学科学研究中，常用的实验动物如下：

（1）小鼠　繁殖力强、价廉，在生物医学的科研领域，被广泛大量地用于动物实验。如药物筛选实验、急性毒性实验，与镇痛、抗感染、抗肿瘤、避孕等相关的研究，与某些生物制品及遗传性疾病相关的研究等。

（2）大鼠　用量仅次于小鼠。常用于心血管实验、关节炎实验、毒性实验、致畸实验、免疫、内分泌、神经生理、肿瘤研究等。

（3）蛙　在神经系统、心血管系统实验中常用。

（4）豚鼠　多用于过敏、抗感染实验。

（5）兔　常用于心脏实验、离体耳实验、发热实验、生殖生理研究等。

（6）猫　可用于神经系统实验、呕吐实验等。

（7）猪　用于烧伤实验、肿瘤实验、心血管实验、泌尿系实验等。

（8）犬　用于神经系统、心血管系统、消化系统的实验，毒性实验、实验外科等。

（9）非人灵长类动物　本类动物具有许多与人类相似的生物学特征，科研广泛应用的是猕猴属的猴，用于避孕实验、镇痛药耐受、传染病、心血管病研究等。

有时同一药物对不同动物同一器官系统的效应可不同，如吗啡对人、猴、犬、兔的中枢神经系统产生抑制效应，而对虎、猫、小鼠则引起兴奋效应。

（二）人

人包括病人和健康受试者。对于病人应已经诊断明确。受试人应依从性好（如能按时用药），应能真实反映主观感受（如治疗后症状的改变），应尽量减少退出试验的可能性。

三、实验效应

实验效应是处理因素作用于受试对象后引起的效应（effect）或反应（reaction），可通过具体实验指标的变化来反映，因此必须正确选定效应指标。实验效应的体现也与实验方法有关。

（一）实验方法

按性质可将实验方法分为机能学方法、形态学方法等；按学科可分为生理学方法、生物化学方法、生物物理学方法、免疫学方法等；按范围可分为整体综合方法（清醒动物、麻醉动物、病理模型动物的方法）、局部分析法；按水平可分为整体、器官、细胞、亚细胞、分子、量子水平等。

（二）实验指标

实验指标（观测指标）是指用于反映研究对象某些可被检测或感知的特征标志。实验指标是为实验目的服务的。为了保证实验目的能够实现，要求所选定的指标及其观察，要满足以下基本条件：

（1）特异性 指标应能特异性地反映某一特定的现象而不至于与其他现象相混淆。如研究高血压病应用动脉压（尤其是舒张压）作指标。急性肾炎以尿检和肾功能改变比用血压作指标好。特异性低的指标容易造成"假阳性"。

（2）客观性 应避免主观因素干扰造成较大误差。尽可能选可用具体数字或图形表达的客观指标，如心电图、脑电图、血压、心率、血液生化指标等。由于个体差异的原因，疼痛、饥饿、疲倦、全身不适、咳嗽等感觉性指标的客观性和准确性较差。

（3）灵敏性 灵敏度高的指标能使处理因素引起的微小效应显示出来。灵敏度低的指标可使本应出现的变化不出现，造成"假阴性"结果。

（4）精确度 包括精密度与准确度。精密度指重复观察时观察值与其均值的接近程度，其差值属于随机误差。准确度指观察值与其真值的接近程度，主要受系统误差的影响。实验指标要求既精密又准确。

（5）可行性 指研究者的技术水平和实验室的设备条件能够完成本实验指标的测定。

（6）认可性 指所采用的实验指标测定方法必须有文献依据，自己创立的指标测定方法必须经过鉴定，作系统比较并有优越性，方能获得学术界的认可。

实验资料可分为计量（量反应，graded response）资料和计数（质反应，all-or-none response）资料。有连续量变的资料为计量资料（measurement data），如血压、尿量、检验值、收缩力、身高、体重、年龄、体温等。计量资料实验效率较高，实验要求的例数可较少。其统计描述主要为平均数、标准差。统计检验主要为 t 检验、F 检验。

只是出现与否（全或无，阳性或阴性）的资料是计数资料（enumeration data），如惊厥与未惊厥、中毒与未中毒、死亡与存活等。实验效率较低，实验要求的例数较多。其统计描述主要为率。统计检验主要为 χ^2 检验。另有一类是等级资料，如病理改变的程度： -、+、++、+++、++++（"-"为正常，"++++"为病变最严重），也可把药物的疗效记录为 -（无效）、+（显效）、++（近控）、+++（治愈）。等级资料一般可归入计数资料内。需注意计数资料的"数"也是一种量的表达方式，因此不意味着计数资料是定性研究的资料。

第三节　实验设计三大原则

实验设计三大原则是对照、随机、重复。这些原则是实验过程始终应遵循的，是避免和减少实验误差、取得实验可靠结论所必需的。

一、对照原则

"有比较才有鉴别"，要比较就要有对照（control），要确定处理因素对实验指标的影响，如无对照是不能说明问题的。实验分组时有处理组和对照组。对照原则要求处理组和对照组除处理因素以外的其他可能影响实验的因素应力求一致（即齐同比较或有可比性）。有自然痊愈倾向的疾病在研究时尤应要设立非处理对照组。心理因素影响药物疗效时必须有对照。

对照形式有：

1. 空白对照　不对受试对象作任何处理。严格说，这种对照组与处理组缺乏"齐同"。当处理因素是给药时，存在给药操作（如注射）或手术的差异，因此这种对照通常少用。有时这种对照可为某种非处理因素对实验影响程度提供参考。

2. 正常对照　经过同样的麻醉、注射、甚至进行假手术，但不用药或不进行关键处理，假处理所用的液体在 pH、渗透压、溶媒等方面均与处理组相同，因而可比性好。在作药物试验时，常将动物做成一定的病理模型，然后进行药物处理，未用药组作为模型组，这种对照对于评价药物对该模型的作用是必需的。

3. 安慰剂对照　安慰剂是一种形状、颜色、气味均与药物制剂相同，但不含有生物活性药物组分的制剂。安慰剂通过"用药"心理因素对病人产生"药效"，对某些疾病如头痛、心绞痛、神经官能症等可产生 30% ~ 50% 的疗效。安慰剂也可产生"不良反应"，如嗜睡、乏力、头痛、头晕等。在新药研究中，应尽量采用双盲法：病人及医务人员均不能分辨治疗药品和对照品（即安慰剂），以确定其真实疗效。安慰剂在新药临床研究双盲对照中极为重要，可用以排除假阳性疗效或假阳性不良反应。主持研究者应掌握用药组和安慰剂对照组的病人名单，必要时采用适当措施保证病人的安全。

4. 自身对照　对照与处理在同一受试对象中进行。如以病人给药前的血压值作为对照。这种对照简单易行，但它不是随机分配的。如果实验前后因时间不同造成某些因素发生改变并且会影响结果，就难以说明问题。故在实验中常需单独立对照组，通常用统计学的方法比较处理组和对照组前后效应的差异。

5. 标准对照　用现有的标准方法或典型同类药物作为对照，用于比较标准方法（或典型药物）与现用方法（或现用药物）之间的差异。

6. 相互对照　指各处理间互为对照。如几种药物治疗某种疾病，可观察几种疗效，各给药组间互为对照。

二、随机原则

随机（randomization）使每个实验对象在接受分组处理时具有相等的机会，以减少偏性，使各种因素对各组的影响保持一致（均衡性好），通过随机化可减少分组人为误差。这是对资料分析时进行统计推断的前提。

通常在随机分组前对可能影响实验的因素，如性别、病情等先加以控制，这就是分层随机（均衡随机）。例如将 30 只动物（雌雄各半）分为 3 组，可先把动物分为雌 15 只、雄 15 只，再分别于不同性别中各随机分为 3 组，这样比把 30 只动物不管性别随机分在 3 组为好。又如把 42 例病人分为 3 组，先把病人分为女病情轻 9 例、女病情重 9 例、男病情轻 12 例、男病情重 12 例，再将各部分病人随机分为 3 组（分别为 1 ~ 3 组），最后把各部分同一组的病例集中。随机实验设计的类型和方法参见本章第四节。

三、重复原则

重复（replication）是指可靠的实验应能在相同条件下重复出来（重现性），这就要求实验要有一定的例数（重复数）。因此，重复的含义是重现性与重复数。

重现性可用统计学中显著性检验的值来衡量。

$P \leq 0.05$　表明差异在统计学上有显著意义，不可重现的概率小于等于 5%，重现性好。

$P \leq 0.01$　表明差异在统计学上有非常显著意义，不可重现的概率小于等于 1%，重现性非常好。

重复数（实验例数）应适当，过少固然不行，过多也不必要（不仅是浪费，而且要例数多才有显著水平的动物实验反而比例数少就能有显著水平的实验重现性差）。实验例数与许多因素有关。一般而言，生物差异较小、处理因素的强度较大、实验技术（仪器、操作）较先进、计量资料、两组例数相同、高效实验设计（如拉丁方设计、正交设计）、使用大动物的动物实验例数可以较少。反之则要较多例数，见表1。

表1　动物实验每组基本例数 *

	计量资料	计数资料
小动物（小鼠、大鼠、蛙）	≥10	≥30
中等动物（豚鼠、兔）	≥ 6	≥20
大动物（猫、猴、犬）	≥ 5	≥10

注：＊某药分 3 ~ 5 剂量组时也可少些

第四节　常用的实验设计方法

实验设计方法指实验设计的随机分组方法，有以下几种主要类型。它们的资料与相应的统计分析法相配。

一、完全随机设计

完全随机设计（completely random design）把实验动物完全随机地分配到各处理组及对照组中。仅涉及一个处理因素，又称单因素设计。可分为 2 组或 2 组以上；各组例数可相等，也可不等。本法设计及处理简单易行，但只能处理一个因素，效率较低。实施方法有抽签法（如 15 只动物分为三组，可将 1～15 号签混合均匀后各取 5 枚签为一组）与随机数字表法。

例：将雌兔 16 只分为 2 组，2 组例数相同。按体重由小至大编号。从随机数字表（表7）中取第 7 行第 1～16 列数字。以随机数字奇数编为甲组、偶数编为乙组，得甲组 9 只，乙组 7 只。为使甲乙两组例数相等，将甲组 1 只调至乙组，再取随机数字表中的一个大于 9 的数字（如 76），将该数字除以 9（即甲组 9 只兔有均等的归入乙组的机会）得余数（4），故将甲组的第 4 只归入乙组，见表 1。

表 1　完全随机设计示例

兔　号	1	2	3	4	5	6	7	8	9	10	11	12	13	14	15	16
随机数字	84	42	17	53	31	57	24	55	06	88	77	04	74	47	67	21
组　别	乙	乙	甲	甲	甲	甲	乙	甲	乙	乙	甲	乙	乙	甲	甲	甲
组别调整				乙												

如将动物分为 3 组，过程相似，其中将随机数字被 3 除，余数为 1、2、0 者分别归入甲、乙、丙组。

完全随机设计的数据分析，可按单因素方差分析法（F 检验），如果只有两组，可用成组比较 t 检验。质反应数据常用 χ^2 检验法。

二、配对设计

配对设计（paired design）将受试对象按相似条件配对，再将每对中的两个受试对象随机分配到两个组。在动物实验中常将同胎、同性别、相近体重动物配成一对。本设计与配伍设计能提高统计效率。

例：将 12 对动物进行配对设计。从随机数字表中选取第 20 行前 12 个随机数字为配对组编号，将编号为奇数的配对组中的第 1 个动物分入甲组，第 2 个动物分入乙组；将编号为偶数的配对组中的第 1 个动物分入乙组，第 2 个动物分入甲组（配对设计资料的分析用配对 t 检验法），见表 2。

表2　配对设计示例

随机数字	31	16	93	32	43	50	27	89	87	19	20	15
配对组第1个动物组别	甲	乙	甲	乙	甲	乙	甲	甲	甲	甲	乙	甲
配对组第2个动物组别	乙	甲	乙	甲	乙	甲	乙	乙	乙	乙	甲	乙

三、配伍设计

配伍设计（随机区组设计，randomized block design）是配对设计的扩大，每一个配伍组的动物数在3只或以上。各配伍组的例数为组数。本设计涉及2个处理因素，又称为双因素设计。

例：将已分成5个配伍组的20只动物随机分配到甲、乙、丙、丁四个组。取随机数字，每取3个数字留一空位，第一配伍组中3个数字依次用4、3、2除之，余数分别为1（甲）、1（乙，即剩下的乙、丙、丁之第1位）、0（丁，丙、丁的第2位）、第4个只能为丙，其他配伍组类推。进而整理出各配伍组的动物编号（表3、表4）。

表3　配伍设计示例

动物编号	1	2	3	4	5	6	7	8	9	10	11	12	13	14	15	16	17	18	19	20
随机数字	61	58	22	*	04	02	99	*	99	78	78	*	83	82	43	*	67	16	38	*
除　数	4	3	2	*	4	3	2	*	4	3	2	*	4	3	2	*	4	3	2	*
余　数	1	1	0	*	0	2	1	*	3	0	0	*	3	1	1	*	3	1	0	*
组　别	甲	乙	丁	丙	丁	乙	甲	丙	丙	丁	乙	甲	丙	甲	乙	丁	丙	甲	丁	乙

以上的随机分组结果整理后如表4所示。

表4　配伍设计随机分组结果

配伍组	(1)	(2)	(3)	(4)	(5)
甲　组	1	7	12	14	18
乙　组	2	6	11	15	20
丙　组	4	8	9	13	17
丁　组	3	5	10	16	19

配伍设计的数据可用双因素方差分析。

四、拉丁方设计

拉丁方设计（Latin square design）涉及三个因素，又称为三因素设计。本设计的情况被安排在一个 n × n 拉丁方阵中，如 4 × 4 拉丁方：

ABCD

BADC

CDBA

DCAB

从上表可见，每行或每列均有 ABCD 四种处理，不重复也不遗漏，比配伍设计更均衡，因而误差更小，效率很高，特别适用于离体标本（包括药物有后遗作用时），可以消除标本间及用药次数间的干扰，确切地比较用药效果。在实际应用时，使用优化拉丁方则更佳，见表5。

表5　4×4优化拉丁方：

标本号		1	2	3	4
用药顺序	1	A	B	C	D
	2	B	D	A	C
	3	C	A	D	B
	4	D	C	B	A

上表中，每种药物之前受其他药物影响各一次，每种药物之后又影响其他药物各一次，抵消了各药间的交互影响。在统计计算时不必计算各药的后遗作用。

拉丁方设计的数据可用三因素方差分析。

五、正交设计

要分析的处理因素较多时，可用正交设计（orthogonal design），以提高实验效率，节省试验次数。例如：做一个各因素有3个水平的4因素全面试验需 $3^4=81$ 次，但用正交设计仅需做9次试验。正交设计利用一套正交表（见有关统计书），将各处理因素与各水平之间的组合均匀配搭，合理安排，是一种高效、快速的多因素实验设计方法。正交设计一般记为 $L_9(3^4)$、$L_8(2^7)$ 等，L 表示正交表，L 的右下脚标表示试验次数，括号内的数字表示水平数，右上角表示因素数。如 $L_8(2^7)$ 表示做8次试验，每个因素有2个水平，可安排7个因素。正交设计特别适用于优化工艺方法、实验条件、多药处方配比等场合。如有4种药物（因素），每种药物有3个剂量（水平），可用 $L_9(3^4)$：

表6　正交设计示例

药　物		A	B	C	D
试验次数	①	1	1	1	1
	②	1	2	2	2
	③	1	3	3	3
	④	2	1	2	3
	⑤	2	2	3	1
	⑥	2	3	1	2
	⑦	3	1	3	2
	⑧	3	2	1	3
	⑨	3	3	2	1

　　在表6中，各药剂量以1（低）、2（中）、3（高）表示，第1次试验表示4种药均用低剂量混合，第5次试验表示A、B药均用中剂量，C药用高剂量，D药用低剂量。经各次试验后，用最好的效果（可用某些指标或定量计分）判断某次试验的药物配比为最佳处方。

表7　随机数字表（部分内容）

	1	2	3	4	5	6	7	8	9	10	11	12	13	14	15	16
1	03	47	43	73	86	36	96	47	36	61	46	99	69	81	62	33
2	97	74	24	67	62	42	81	14	57	20	42	53	32	37	32	27
3	16	76	02	27	66	56	50	26	71	07	32	90	79	78	53	13
4	12	56	85	99	26	96	96	68	27	31	05	03	72	93	15	57
5	55	59	56	35	64	38	54	82	46	22	31	62	43	09	90	06
6	16	22	77	94	39	49	54	43	54	82	17	37	93	23	78	87
7	84	42	17	53	31	57	24	55	06	88	77	04	74	47	67	21
8	63	01	63	78	59	16	95	55	67	19	98	10	50	71	75	12
9	33	21	12	34	29	78	64	56	07	82	52	42	07	44	28	15
10	57	60	86	32	44	09	47	27	96	54	49	17	46	09	62	90
11	18	18	07	92	46	44	17	16	58	09	79	83	86	19	62	06
12	26	62	38	97	75	84	16	07	44	99	83	11	46	32	24	20
13	23	42	40	54	74	82	97	77	77	81	07	45	32	14	08	32

续表

	1	2	3	4	5	6	7	8	9	10	11	12	13	14	15	16
14	62	36	28	19	95	50	92	26	11	97	00	56	76	31	38	80
15	37	85	94	35	12	83	39	50	08	30	42	34	07	96	88	54
16	70	29	17	12	13	40	33	20	38	26	13	89	51	03	74	17
17	56	62	18	37	35	96	83	50	87	75	97	12	25	93	47	70
18	99	49	57	22	77	88	42	95	45	72	16	64	36	16	00	04
19	16	08	15	04	72	33	27	14	34	09	45	59	34	68	49	12
20	31	16	93	32	43	50	27	89	87	19	20	15	37	00	49	52

第五节　药物剂量的确定

一、药量单位

（一）重量单位

药量的基本重量单位是克（g），有时用到毫克（mg），微克（μg），毫微克（ng）及微微克（pg），固体药物常用重量表示。

$$1kg = 10^{3}g = 1000g\ (gram)$$
$$1g = 10^{0}g = 1000mg\ (milligram)$$
$$1mg = 10^{-3}g = 1000\mu g\ (microgram)$$
$$1\mu g = 10^{-6}g = 1000ng\ (nanogram)$$
$$1ng = 10^{-9}g = 1000pg\ (picogram)$$
$$1pg = 10^{-12}g = 1000fg\ (fentogram)$$
$$1fg = 10^{-15}g = 1000ag\ (attogram)$$

（二）容量单位

药量的基本容量单位是毫升（ml），液体药物多用容量表示：

$$1L = 1000ml\ (milliter)$$
$$1ml = 10^{-3}L = 1000\mu l\ (microliter)$$
$$1\mu l = 10^{-6}L = 1000\ nl\ (nanoliter)$$
$$1nl = 10^{-9}L = 1000pl\ (picoliter)$$
$$1pl = 10^{-12}L = 1000fl\ (femtoliter)$$
$$1fl = 10^{-15}L = 1000al\ (attoliter)$$
$$1al = 10^{-18}L\ (超微量容量单位)$$

二、按体表面积折算药物剂量的概念

药物剂量的确定是实验研究的重要问题。某种动物或不同人种的用药剂量一般可从药典或文献中获得，此时能否折算为其他动物的剂量也是医学科学研究中常常碰到的问题。

药物的剂量以往多用体重折算，以 mg/kg 表示。目前的研究认为，许多药物的体内代谢及作用与体表面积的关系比与体重的关系更为密切。剂量用 mg/m² 表示时，不同种类动物之间很接近（相当于等效剂量），即剂量与体表面积近似成正比。而用 mg/kg 表示剂量时，不同种类动物之间则相差很大。

体表面积（A，单位 m²）不易测定，可用体型指数（R）与体重（W，单位 kg）估算：

$$A = R W^{2/3}$$

体型指数：小鼠 0.059，大鼠 0.09，豚鼠 0.099，兔 0.093，猫 0.082，犬 0.104，猴 0.111，人 0.11（R 值各家报道略有出入）。人的 R 值为 0.1～0.11，高瘦者取 0.11，矮胖及婴幼儿取 0.1。

三、各种动物之间药物剂量的折算

在许多情况下，并不需要计算体表面积。由于各种动物的 R 值是固定的，如果为各种动物假定一个"标准体重"，就很容易求出各种动物之间剂量的比例关系，K 与 Kw 均以剂量最小者为 1.00，取 3 位有效数字，见表 1。

表 1　不同动物的剂量折算

动　物	小鼠	大鼠	豚鼠	兔	猫	猴	犬	人
标准体重（g）	20	200	400	1500	2000	4000	12000	60000
体重比例	1	10	20	75	100	200	600	3000
R（体型指数）	0.059	0.09	0.099	0.093	0.082	0.111	0.104	0.11
K（剂量折算系数）	1.00	7.08	12.4	28.0	29.9	64.3	125	353
Kw（千克体重剂量折算系数）	8.51	6.02	5.26	3.18	2.55	2.74	1.78	1.00

1. 动物符合标准体重时剂量的折算

在动物体重符合或基本符合标准体重时，可方便地进行动物间剂量折算。

例：（1）每只体重 20 g 的小鼠给药剂量为 3.2mg，求体重 4 kg 的猴的给药剂量。

解：因符合标准体重，

猴每只剂量 = 3.2mg × 64.3 / 1.00 = 205.76 mg＜约200mg＞

（2）体重 12kg 的犬剂量为 1.5mg/kg，求 200g 大鼠的剂量（mg/kg）。

解：大鼠剂量 = 1.5 × 6.02 / 1.78 = 5.07 mg/kg

2. 动物不符合标准体重时剂量的折算

当动物不符合标准体重（离标准体重较远）时，仍需利用上述求体表面积公式。

每只用量（绝对量）关系：

$$\frac{D1}{D2} = \frac{R1\,W1^{2/3}}{R2\,W2^{2/3}}$$

mg/kg 用量关系：

$$\frac{Dw1}{Dw2} = \frac{W1^{2/3}/W1}{W2^{2/3}/W2}\cdot\frac{R1}{R2} = \frac{W2^{1/3}}{W1^{1/3}}\cdot\frac{R1}{R2}$$

例：（1）猫 W2 = 3kg，D2 = 20mg，求豚鼠 W1 = 0.3kg 时的 D1。

解：用上述每只用量关系的公式，得

$$D1 = \frac{W1^{2/3}}{W2^{2/3}}\cdot\frac{R1}{R2}\,D2 = \frac{0.099 \times 0.3^{2/3}}{0.082 \times 3^{2/3}}20 = 5.2mg$$

（2）兔 W2 = 2.5kg，Dw2 = 40mg/kg，求：人 W1 = 70kg 时的 Dw1。

解：用上述 mg/kg 用量关系的公式，得

$$Dw1 = \frac{W2^{1/3}}{W1^{1/3}}\cdot\frac{R1}{R2}\,Dw2 = \frac{0.11 \times 2.5^{1/3}}{0.093 \times 70^{1/3}}40 = 16mg$$

当新药用于病人时，从动物折算的人的用药量应减少。

3. 不同体重同种动物剂量折算

同种动物剂量的折算，因不涉及体型指数，较为简单，其绝对量直接与 $W^{2/3}$ 成正比。

例：（1）小鼠 W2 = 20g 时每只剂量为 D2 = 5mg，求其 W1 = 40g 时的 D1。

解：

$$D1 = \frac{W1^{2/3}}{W2^{2/3}}D2 = \frac{40^{2/3}}{20^{2/3}}5 = 8mg$$

（2）犬 W2 = 10kg 时剂量为 Dw2 = 20mg/kg，求其 W1 = 25kg 时的 Dw1。

解：

$$Dw1 = \frac{W2^{1/3}}{W1^{1/3}}Dw2 = \frac{10^{1/3}}{25^{1/3}}20 = 14.7mg/kg$$

除了上述方法外，也可按照不同种类动物间体表面积折算的等效剂量比值计算某类动物的用药剂量。

例如：某利尿药大鼠灌胃给药时的剂量为 250 mg/kg 左右，试粗略估算犬灌胃给药时可以试用的剂量。

查表 2，12 kg 犬的体表面积为 200 g 大鼠的 17.8 倍，大鼠给药量为 250 × 0.2 mg = 50 mg，得出犬的适当试用剂量为 50 × 17.8/12 mg/kg = 74 mg/kg（试用剂量）。

表 2　不同动物间按体表面积折算的等效剂量比值

动物	小鼠 (20 g)	大鼠 (200 g)	豚鼠 (400 g)	家兔 (1.5 kg)	猫 (2.0 kg)	猴 (4.0 kg)	犬 (12 kg)	人 (70 kg)
小鼠 (20 g)	1.0	7.0	12.25	27.8	29.7	64.1	124.2	387.9
大鼠 (200 g)	0.14	1.0	1.74	3.9	4.2	9.2	17.8	56.0
豚鼠 (400 g)	0.08	0.57	1.0	2.25	2.4	5.2	14.2	31.5
家兔 (1.5 kg)	0.04	0.25	0.44	1.0	1.08	2.4	4.5	14.2
猫 (2.0 kg)	0.03	0.23	0.41	0.92	1.0	2.2	4.1	13.0
猴 (4.0 kg)	0.016	0.11	0.19	0.42	0.45	1.0	1.9	6.1
犬 (12 kg)	0.008	0.06	0.10	0.22	0.23	0.52	1.0	8.1
人 (70 kg)	0.0026	0.018	0.031	0.07	0.078	0.16	0.82	1.0

四、确定剂量的其他问题

1. 合理的剂量一般可通过查阅文献参照前人的经验试用。若查不到待试药物的剂量而有其他种类动物的剂量，可以作动物间剂量换算。由于动物对药物敏感性的种类差异的因素很多，按上述方法折算的剂量只是粗略的，还要在实验中进一步确定。

2. 动物剂量也可通过实验探索获得。一般从较小剂量开始，如前一剂量反应很小时，对整体动物试验增加至 3 倍剂量通常不会产生过强的反应；离体器官剂量可按 5 倍或 10 倍递增。

3. 人用的剂量首先要考虑安全，对新药的临床试用要慎重。不要将从动物用药剂量折算过来的剂量随便用在人身上。有人认为上述折算法计算出最大耐受量的等效剂量的 1/3 可作为较安全的试用量。试用后如未出现药效也未出现不良反应，此时增加 1 倍量一般不会引起严重中毒，随着剂量的递增，每次增加的比例要逐步减少到30% ~ 35%。

4. 还与受试者对药物敏感性有关的是，有些接受电流刺激的实验，动物或组织敏感性会逐渐下降；也有些药物反复应用后，受试者对其敏感性下降或出现耐受性。

思考题

1. 如何才能使所选课题具有创新性？

2. 为什么会出现"假阳性"和"假阴性"实验结果？如何避免？

3. 为什么要对实验数据进行统计学处理？

参考文献

1. 徐叔云，苄如濂，陈修. 药理实验方法学（第三版）. 北京：人民卫生出版社，2002.

2. 胡还忠. 医学机能学实验教程（第3版）. 北京：科学出版社，2010.

（郭　磊）

附录一 机能学实验常用试剂和药品的配制方法

1. 常用生理溶液的成分和主要用途：

成分	生理溶液（g/L）			
	生理盐水	任氏液	台氏液	克氏液
NaCl	9.0	6.5	8.0	5.54
KCl		0.14	0.20	0.35
$MgSO_4 \cdot 7H_2O$			0.26	0.29
$NaH_2PO_4 \cdot 2H_2O$		0.0065	0.065	
KH_2PO_4				0.16
$NaHCO_3$		0.2	1.0	2.1
$CaCl_2$		0.12	0.20	0.28
葡萄糖（$C_6H_{12}O_6$）			1.0	2.0
使用时通入气体		空气	空气或氧气	95% O_2 + 5% CO_2
主要用途	用于哺乳动物小量静脉注射	用于蛙类器官（蛙心）	用于哺乳动物肠肌等	用于哺乳动物及鸟类的各种组织

配制生理溶液的注意事项：

1）蒸馏水要新鲜，最好用重蒸馏水。储藏期过久，在使用前需将蒸馏水煮沸去除 CO_2。

2）配制试剂时若要用到无水氯化钙，则现用现加。

3）配制试剂时如用到碳酸氢钠或磷酸二氢钠则必须充分稀释后才可以加入已经制备好的氯化钙溶液中，边加边搅拌，以免产生浑浊和沉淀。

4）含有碳酸氢钠或葡萄糖的溶液，储存的日期都不能过长。

5）新配生理溶液应清亮透明，如有浑浊或沉淀，不可使用。

2. 其他试剂的配制方法：

1）0.65%的 NaCl 溶液：NaCl（6.5g），溶解于 ddH$_2$O 1000ml。

2）1%的 KCl 溶液：KCl（1g），溶解于 ddH$_2$O 100ml。

3）1%的 CaCl$_2$ 溶液：CaCl$_2$（1g），溶解于 ddH$_2$O 100ml。

4）2.5%的 NaHCO$_3$：NaHCO$_3$（2.5g），溶解于 ddH$_2$O 100ml。

5）1：10000 乙酰胆碱：ACh（0.01g），溶解于 ddH$_2$O 100ml。

6）3%乳酸：乳酸（3ml），加入 ddH$_2$O 97ml。

7）1：10000 肾上腺素：肾上腺素（1mg：1ml）10 支，加入 ddH$_2$O 90ml，配制成 100ml。

8）1：2000 阿托品：阿托品（5mg：1ml）10 支，加入 ddH$_2$O 90ml，配制成 100ml。

9）25%氨基甲酸乙酯溶液（乌拉坦）：250g 加入生理盐水中，定容至 1L。

10）0.5%肝素生理盐水：肝素 1 支（1g），溶解于生理盐水 200ml。

11）0.001%乙酰胆碱（ACh）：ACh（0.01g），溶解于 ddH$_2$O 100ml，配成 0.01% ACh；取 0.01% ACh 1ml，溶解于 ddH$_2$O 99ml。

12）0.01%阿托品：阿托品（5mg：1ml）2 支，加入 ddH$_2$O 98ml，配制成 100ml。

13）0.01%去甲肾上腺素（NE）：NE（2mg：1ml）5 支，加入 ddH$_2$O 95ml，配制成 100ml。

14）0.01%肾上腺素（E）：肾上腺素（1mg：1ml）10 支，加入 ddH$_2$O 90ml，配制成 100ml。

15）1%酚妥拉明（10mg：1ml）：原液

16）25%氨基甲酸乙酯溶液（乌拉坦）：250g 加入生理盐水中，定容至 1L。

17）0.5%肝素生理盐水：肝素 1 支（1g），溶解于生理盐水 200ml。

18）3%乳酸（100ml）：乳酸（3ml），加入生理盐水/ddH$_2$O 97ml。

19）25%氨基甲酸乙酯溶液（乌拉坦）：250g 加入生理盐水中，定容至 1L。

20）1%肝素生理盐水：肝素 1 支（1g），溶解于生理盐水 100ml。

21）0.01%去甲肾上腺素（NE）：NE（2mg：1ml）5 支，加入 ddH$_2$O 95ml，配制成 100ml。（稀释 20 倍）

22）0.1 N HCl：

1 ml（12 N HCl）+ 11 ml（dH$_2$O）= 12 ml（1 N HCl）（酸往水里溶）

1 ml（1 N HCl）+ 9 ml（dH$_2$O）= 10 ml（0.1 N HCl）

23）吗啡：中国药品生物制品检定所 1201 – 200016

Mw：285，配制 10^{-3}M，10^{-4}M，10^{-5}M。

5.7 mg 吗啡用 0.1N HCl 几滴助溶后，加 dH$_2$O 至 20 ml。4℃避光保存。

10^{-3}M：$10^{-3} \times 285 = 0.285$ g/L $= 2.85$ mg/10 ml $= 5.7$ mg/20 ml

用 Krebs 液或 dH$_2$O 倍比稀释成 10^{-4}M 及 10^{-5}M 吗啡，分装 1.5ml/管。

18ml（10^{-3}M）$+$ 162ml（dH$_2$O）$=$ 180ml（10^{-4}M）

20ml（10^{-4}M）$+$ 180ml（dH$_2$O）$=$ 200ml（10^{-5}M）

24）盐酸纳洛酮：Naloxone hydrochloride dihydrate，N7758 – 250 mg

Mw：399.87，配制 10^{-3}M，10^{-5}M，10^{-6}M。

10^{-2}M：$10^{-2} \times 400 = 4$ g/L $= 4$ mg/ml $= 20$ mg/5 ml

10^{-3}M：$10^{-3} \times 400 = 0.4$ g/L $= 4$ mg/10 ml（如不溶，用 0.1 N HCl 助溶）

用 Krebs 液或 dH$_2$O 倍比稀释成 10^{-4}M、10^{-5}M 及 10^{-6}M 纳洛酮，分装 1.5ml/管。

8ml（10^{-3}M）$+$ 72ml（dH$_2$O）$=$ 80ml（10^{-4}M）

20ml（10^{-4}M）$+$ 180ml（dH$_2$O）$=$ 200ml（10^{-5}M）

20ml（10^{-5}M）$+$ 180ml（dH$_2$O）$=$ 200ml（10^{-6}M）

（于晓丽）

附录二 常用正交表

(1) $L_4 (2^3)$

列号 试验号	1	2	3
1	1	1	1
2	1	2	2
3	2	1	2
4	2	2	1

(2) $L_8 (2^7)$

列号 试验号	1	2	3	4	5	6	7
1	1	1	1	1	1	1	1
2	1	1	1	2	2	2	2
3	1	2	2	1	1	2	2
4	1	2	2	2	2	1	1
5	2	1	2	1	2	1	2
6	2	1	2	2	1	2	1
7	2	2	1	1	2	2	1
8	2	2	1	2	1	1	2

（3）L₉（3⁴）

（3）L_9（3^4）

列号 试验号	1	2	3	4
1	1	1	1	1
2	1	2	2	2
3	1	3	3	3
4	2	1	2	3
5	2	2	3	1
6	2	3	1	2
7	3	1	3	2
8	3	2	1	3
9	3	3	2	1

（4）L_{12}（2^{11}）

列号 试验号	1	2	3	4	5	6	7	8	9	10	11
1	1	1	1	1	1	1	1	1	1	1	1
2	1	1	1	1	1	2	2	2	2	2	2
3	1	1	2	2	2	1	1	1	2	2	2
4	1	2	1	2	2	1	2	2	1	1	2
5	1	2	2	1	2	2	1	2	1	2	1
6	1	2	2	2	1	2	2	1	2	1	1
7	2	1	2	2	1	1	2	2	1	2	1
8	2	1	2	1	2	2	2	1	1	1	2
9	2	1	1	2	2	2	1	2	2	1	1
10	2	2	2	1	1	1	1	2	2	1	2
11	2	2	1	2	1	2	1	1	1	2	2
12	2	2	1	1	2	1	2	1	2	2	1

(5) L_{16} (4^5)

列号 试验号	1	2	3	4	5
1	1	1	1	1	1
2	1	2	2	2	2
3	1	3	3	3	3
4	1	4	4	4	4
5	2	1	2	3	4
6	2	2	1	4	3
7	2	3	4	1	2
8	2	4	3	2	1
9	3	1	3	4	2
10	3	2	4	3	1
11	3	3	1	2	4
12	3	4	2	1	3
13	4	1	4	2	3
14	4	2	3	1	4
15	4	3	2	4	1
16	4	4	1	3	2

(6) L_{25} (5^6)

列号 试验号	1	2	3	4	5	6
1	1	1	1	1	1	1
2	1	2	2	2	2	2
3	1	3	3	3	3	3
4	1	4	4	4	4	4
5	1	5	5	5	5	5

列号 试验号	1	2	3	4	5	6
6	2	1	2	3	4	5
7	2	2	3	4	5	1
8	2	3	4	5	1	2
9	2	4	5	1	2	3
10	2	5	1	2	3	4
11	3	1	3	5	2	4
12	3	2	4	1	3	5
13	3	3	5	2	4	1
14	3	4	1	3	5	2
15	3	5	2	4	1	3
16	4	1	4	2	5	3
17	4	2	5	3	1	4
18	4	3	1	4	2	5
19	4	4	2	5	3	1
20	4	5	3	1	4	2
21	5	1	5	4	3	2
22	5	2	1	5	4	3
23	5	3	2	1	5	4
24	5	4	3	2	1	5
25	5	5	4	3	2	1

（7）L_8（4×2^4），即：L_8（$4^1 \times 2^4$）

列号 试验号	1	2	3	4	5
1	1	1	1	1	1
2	1	2	2	2	2

列号 试验号	1	2	3	4	5
3	2	1	1	2	2
4	2	2	2	1	1
5	3	1	2	1	2
6	3	2	1	2	1
7	4	1	2	2	1
8	4	2	1	1	2

（8）L_{12}（3×2^4），即：L_{12}（$3^1 \times 2^4$）

列号 试验号	1	2	3	4	5
1	1	1	1	1	1
2	1	1	1	2	2
3	1	2	2	1	2
4	1	2	2	2	1
5	2	1	2	1	1
6	2	1	2	2	2
7	2	2	1	2	2
8	2	2	1	2	2
9	3	1	2	1	2
10	3	1	1	2	1
11	3	2	1	1	2
12	3	2	2	2	1

（9）L_{16}（$4^4 \times 2^3$）

列号 试验号	1	2	3	4	5	6	7
1	1	1	1	1	1	1	1
2	1	2	2	2	1	2	2
3	1	3	3	3	2	1	2
4	1	4	4	4	2	2	1
5	2	1	2	3	2	2	1
6	2	2	1	4	2	1	2
7	2	3	4	1	1	2	2
8	2	4	3	2	1	1	1
9	3	1	3	4	1	2	2
10	3	2	4	3	1	1	1
11	3	3	1	2	2	2	1
12	3	4	2	1	2	1	2
13	4	1	4	2	2	1	2
14	4	2	3	1	2	2	1
15	4	3	2	4	1	1	1
16	4	4	1	3	1	2	2

（郭　磊）